한눈에 보이는

경혈학 ^{개정판} 참고서

acupuncture points

한눈에 보이는

경혈학 참고서 (개정판)

펴 낸 날   2022년 06월 16일

지 은 이   곽도원, 권지수
펴 낸 이   이기성
편집팀장   이윤숙
기획편집   서해주, 윤가영, 이지희
표지디자인 서해주
책임마케팅 강보현, 김성욱
펴 낸 곳   도서출판 생각나눔
출판등록   제 2018-000288호
주   소   서울 잔다리로7안길 22, 태성빌딩 3층
전   화   02-325-5100
팩   스   02-325-5101
홈페이지   www.생각나눔.kr
이 메 일   bookmain@think-book.com

• 책값은 표지 뒷면에 표기되어 있습니다.
  ISBN   979-11-7048-097-6(93510)

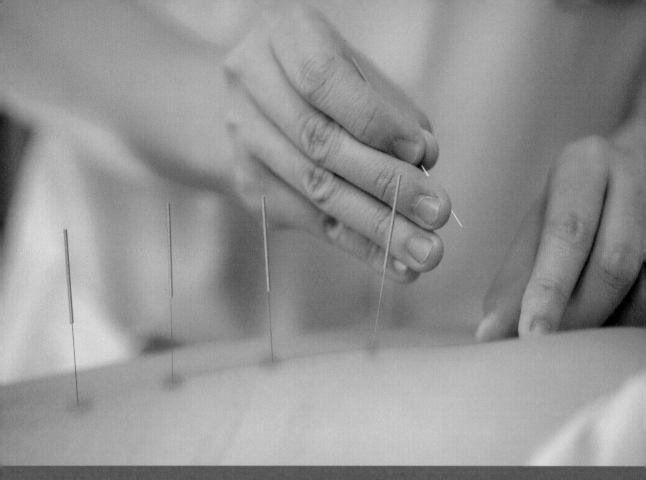

곽도원 권지수 지음

한눈에 보이는 경혈학 참고서

개정판

acupuncture points

생각나눔

환자의 증상을 제대로 진단하고 그에 따른 적절한 침 치료기술을 적용함은 한의사에게 매우 중요한 일이며, 그에 앞서 정확한 경혈자리를 찾는 일 또한 필수적인 요소일 것이다.

경혈자리는 무엇보다 인체의 골도를 기반으로 한 뼈와 근육, 그리고 각 경락과 경혈의 상대적인 위치 관계를 제대로 설정했을 때 비로소 정확히 얻을 수 있으며, 이와 함께 진단에 따른 보사침법 기술이 가미될 때 더욱 우수한 치료 효과가 나타날 것이다.

따라서 전 세계의 침 시술 의료인들이 객관성과 정확성을 가미한 경혈자리 선택을 통하여 효과적인 침 치료를 할 수 있도록 유도한다는 점에서 WHO 표준경혈자리 제정이 시사하는 바는 크다고 본다.

미래 한의학의 기수, 우리 한의학도들이 충실히 강의실과 도서실을 지키면서 주야로 학문의 목표와 방향을 고민하고 탐구하며 전 세계 한의학의 리더그룹으로 나아가 주길 기원해 왔던바, 본 『한눈에 보이는 경혈학 참고서』는 그 노력의 한 축인 듯싶어 반갑기 그지없다.

더불어 스스로가 오랫동안 학습하고 정리한 흔적, 언제나 가까이 두는 친한 벗과도 같은 이러한 핸드북들이 계속 나와 모두가 나눠볼 수 있기를 소망하며, 이에 그치지 않고 더욱 충실한 내용들이 계속 업그레이드되어야 함도 함께 당부해본다.

2010년 3월 25일

경희대학교 한의과대학 경혈학 교실

주임교수 이혜정

초간본을 출간했던 2010년, WHO 표준경혈자리가 정립된 지 얼마 되지 않아 그를 기준으로 한 경혈학 정리집이 없었습니다. 본과 2학년이던 필자는 공부에 사용할 정리집이 필요했고, 직접 정리집을 만들기 시작했습니다. 그렇게 하여 출판된 것이 이 책입니다.

이 책은 기본적으로 WHO 표준경혈자리에 대해 담고 있지만, 그 외에 참고할 만한 다른 내용들도 넣었습니다. 1장 중에『동의보감』의 내용을 덧붙인 것은, WHO의 혈자리가 과거 우리나라에서 쓰던 혈자리와 위치가 다른 곳이 있어 추가적인 정보를 드리기 위한 점도 있거니와, 간략하나마「十四經脈流注십사경맥유주」에 없는 자침의 정도나 뜸의 장수와 같은 정보를 제공하기 위함입니다. 그리고 경혈의 유주 외에도 부위별 유주 및 기타 경혈의 지식에 관한 내용을 수록하였고, 부록에는 맥 및 본초 등에 대해서도 필요할 때 찾아볼 수 있도록 간략하게 수록하였습니다.

한의학 서적은 대개 중후한 한자어를 책의 이름으로 사용하는데, 그럼에도 이 책을『한눈에 보이는 경혈학 참고서』라고 이름 지은 것은, 공부하는 이가 찾고자 하는 것이 있을 때 이 책에 좀 더 쉽고 친근하게 다가가 그 지식을 얻었으면 하는 이유에서입니다.

초간본이 출판된 지 12년이 지난 지금, 개정판 서문을 쓰고 있습니다. 초간본에 미비한 부분들과 오자들이 발견되어 개정판을 내고자 하는 마음이 컸으나, 기회가 되지 않아 발간을 못 하고 있다가, 지금에서 개정판을 내게 되었습니다. 비록 부족하나마 학습과 참고에 도움이 되기를 바랍니다.

2022년 3월 20일

곽 도 원

1장 경맥 경혈 유주

2장 경혈 속성별 분류

3장 부 록

1. 경맥 경혈 유주 및 경혈 색인의 복모혈腹募穴 및 오수혈五兪穴, 원原·락絡·극혈郄穴의 표시는 아래와 같이 표기하였다.

穴	색 깔	用 例
복모혈腹募穴	주황색	25 天樞(천추)
오수혈五兪穴	회색	05 尺澤(척택)
원혈原穴	파랑색	04 合谷(합곡)
락혈絡穴	노랑색	07 列缺(열결)
극혈郄穴	보라색	06 孔最(공최)
오수혈五兪穴+원혈原穴	회색 + 파랑색	09 太淵(태연)
골도분촌骨度分寸의 기준이 되는 혈穴에는 'ㅡ'로 표기		15 大橫(대횡) ㅡ

2. 제1장 「十四經脈流注_{십사경맥유주}」의 그림 중 골도분촌 구획 눈금은 머리의 경우 0.5寸, 체간 및 사지의 경우 1寸의 간격을 기본으로 표기하였다. 간혹 표기를 명확히 하기 위해 체간 및 사지에서도 0.5寸 간격으로 눈금을 둔 경우가 있다.

3. 제1장 「十四經脈流注_{십사경맥유주}」의 경맥 순행 원문은 『靈樞』 經脈篇_{『영추』 경맥편}을 따랐다.

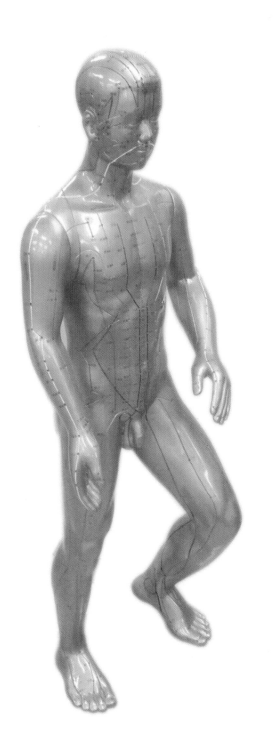

1. 骨度分寸(골도분촌)

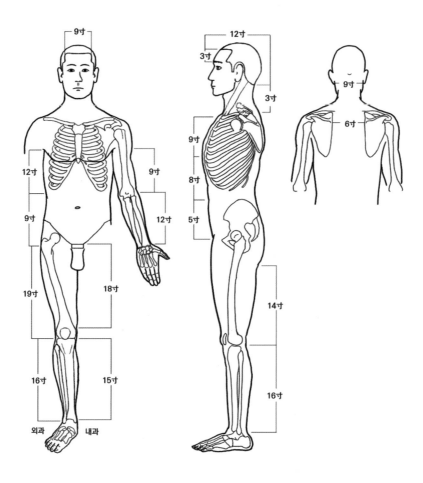

두頭·경 항頸項					
양 액각 사이	9寸	눈썹 – 전발제	3寸	후발제 – 대추혈	3寸
양 유양돌기 사이	9寸	전발제 – 후발제	12寸		
체 간體幹					
액와횡문 – 제11늑골단	12寸	양 견갑골 사이	6寸	흉골체 하연 – 배꼽	8寸
제11늑골단 – 대퇴 대전자	9寸	흉골병 상연 – 흉골체 하연	9寸	배꼽 – 치골결합 상연	5寸
사 지四肢					
대퇴 대전자 – 슬와횡문	19寸	액와횡문 – 주횡문	12寸	슬와횡문 – 족내과첨	15寸
치골결합 상연 – 슬개골 상연	18寸	주횡문 – 완횡문	9寸		
둔횡문 – 슬와횡문	14寸	슬와횡문 – 족외과첨	16寸		

2. 十四經脈流注(십사경맥유주)

任脈(임맥)

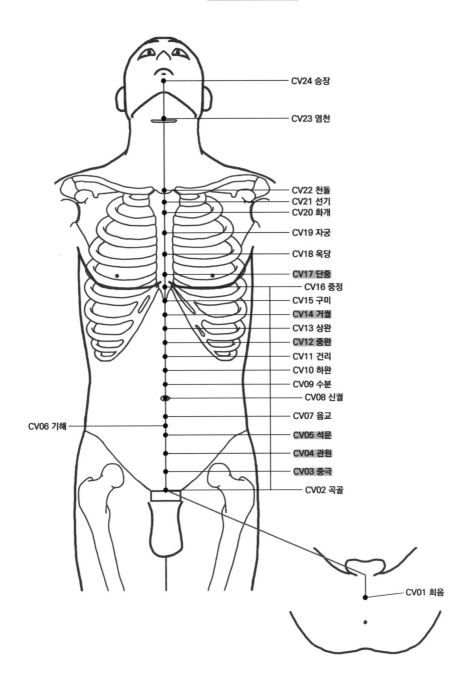

- CV24 승장
- CV23 염천
- CV22 천돌
- CV21 선기
- CV20 화개
- CV19 자궁
- CV18 옥당
- CV17 단중
- CV16 중정
- CV15 구미
- CV14 거궐
- CV13 상완
- CV12 중완
- CV11 건리
- CV10 하완
- CV09 수분
- CV08 신궐
- CV07 음교
- CV06 기해
- CV05 석문
- CV04 관원
- CV03 중극
- CV02 곡골
- CV01 회음

任脈(임맥, Conception vessel, CV) 24혈

No	혈 명穴名	위 치位置
24	承漿(승장)	앞정중선(Ant. median line)에 위치, 아랫입술 아래 Mentolabial sulcus 가운데의 함요처
23	廉泉(염천)	앞정중선에 위치, 설골(Hyoid) 바로 위 함요처
22	天突(천돌)	앞정중선에 위치, 흉골병 상연의 중앙. 흉골상와(Suprasternal fossa)의 중앙
21	璇璣(선기)	앞정중선에 위치, 天突천돌 下 1寸
20	華蓋(화개)	앞정중선에 위치, 제1늑간과 같은 높이
19	紫宮(자궁)	앞정중선에 위치, 제2늑간과 같은 높이
18	玉堂(옥당)	앞정중선에 위치, 제3늑간과 같은 높이
17	膻中(단중)	앞정중선에 위치, 제4늑간과 같은 높이, 양 젖꼭지와 같은 높이
16	中庭(중정) —	앞정중선에 위치, 흉골검상관절(Xiphisternal joint)의 중간
15	鳩尾(구미)	앞정중선에 위치, 中庭중정 下 1寸 (神闕신궐 上 7寸), 검상돌기 아래
14	巨闕(거궐)	앞정중선에 위치, 中庭중정 下 2寸 (神闕신궐 上 6寸)
13	上脘(상완)	앞정중선에 위치, 中庭중정 下 3寸 (神闕신궐 上 5寸)
12	中脘(중완)	앞정중선에 위치, 中庭중정 下 4寸 (神闕신궐 上 4寸)
11	建里(건리)	앞정중선에 위치, 中庭중정 下 5寸 (神闕신궐 上 3寸)
10	下脘(하완)	앞정중선에 위치, 中庭중정 下 6寸 (神闕신궐 上 2寸)
09	水分(수분)	앞정중선에 위치, 中庭중정 下 7寸 (神闕신궐 上 1寸)
08	神闕(신궐) —	앞정중선에 위치, 배꼽 중앙
07	陰交(음교)	앞정중선에 위치, 神闕신궐 下 1寸
06	氣海(기해)	앞정중선에 위치, 神闕신궐 下 1.5寸
05	石門(석문)	앞정중선에 위치, 神闕신궐 下 2寸
04	關元(관원)	앞정중선에 위치, 神闕신궐 下 3寸
03	中極(중극)	앞정중선에 위치, 神闕신궐 下 4寸
02	曲骨(곡골) —	앞정중선에 위치, 神闕신궐 下 5寸, 치골결합 상연에 위치
01	會陰(회음)	남자: 음낭 후연과 항문의 중간 여자: 대음순 후연과 항문의 중간

골도분촌	
세로 기준	
흉골병 상연 – 흉골체 하연	9寸
흉골체 하연 – 배꼽	8寸
배꼽 – 치골결합	5寸

督脈(독맥)

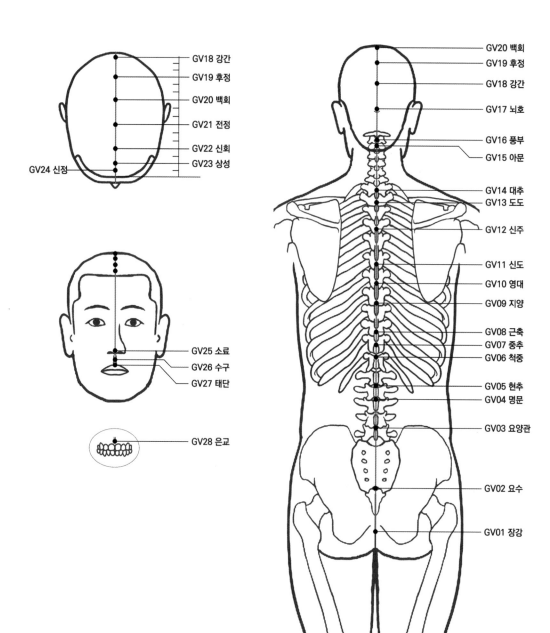

GV18 강간
GV19 후정
GV20 백회
GV21 전정
GV22 신회
GV23 상성
GV24 신정

GV25 소료
GV26 수구
GV27 태단

GV28 은교

GV20 백회
GV19 후정
GV18 강간
GV17 뇌호
GV16 풍부
GV15 아문
GV14 대추
GV13 도도
GV12 신주
GV11 신도
GV10 영대
GV09 지양
GV08 근축
GV07 중추
GV06 척중
GV05 현추
GV04 명문
GV03 요양관
GV02 요수
GV01 장강

▌督脈(독맥, Governer vessel, GV) 28穴

No	혈 명穴名	위 치位置
28	齦交(은교)	윗잇몸에 위치, 상순소대(Frenulum of upper lip)가 끝나는 곳
27	兌端(태단)	인중과 윗입술의 경계선 중앙
26	水溝(수구)	인중 중앙
25	素髎(소료)	코끝 정중앙
24	神庭(신정)	머리 정중선에서 전발제 上 5分
23	上星(상성)	머리 정중선에서 전발제 上 1寸 (神庭신정 上 5分)
22	顖會(신회)	머리 정중선에서 전발제 上 2寸 (上星상성 上 1寸)
21	前頂(전정)	머리 정중선에서 전발제 上 3.5寸 (顖會신회 上 1.5寸)
20	百會(백회)	머리 정중선에서 후발제 上 7寸 (後頂후정 上 1.5寸)
19	後頂(후정)	머리 정중선에서 후발제 上 5.5寸 (强間강간 上 1.5寸)
18	强間(강간)	머리 정중선에서 후발제 上 4寸 (腦戶뇌호 上 1.5寸)
17	腦戶(뇌호)	머리 정중선에서 후발제 上 2.5寸 (風府풍부 上 1.5寸), 후두융기(Occipital protuberance) 위
16	風府(풍부)	머리 정중선에서 후발제 上 1寸 (瘂門아문 上 1.5寸)
15	瘂門(아문)	머리 정중선에서 후발제 上 5分
14	大椎(대추)	제7경추 극돌기 아래
13	陶道(도도)	제1흉추 극돌기 아래
12	身柱(신주)	제3흉추 극돌기 아래
11	神道(신도)	제5흉추 극돌기 아래
10	靈臺(영대)	제6흉추 극돌기 아래
09	至陽(지양)	제7흉추 극돌기 아래
08	筋縮(근축)	제9흉추 극돌기 아래
07	中樞(중추)	제10흉추 극돌기 아래
06	脊中(척중)	제11흉추 극돌기 아래
05	懸樞(현추)	제1요추 극돌기 아래
04	命門(명문)	제2요추 극돌기 아래
03	腰陽關(요양관)	제4요추 극돌기 아래
02	腰俞(요수)	천골열공(Sacral hiatus)의 오목한 곳
01	長强(장강)	꼬리뼈 하연과 항문을 이은 선의 중점

골도분촌	
세로 기준	
전발제 − 후발제	12寸

手太陰肺經(수태음폐경)

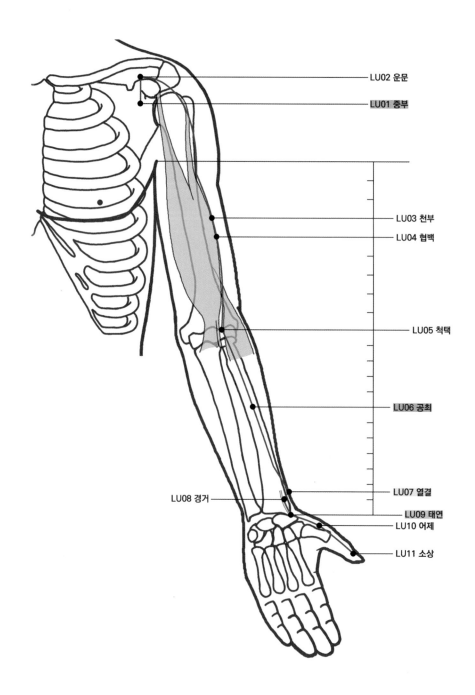

LU02 운문

LU01 중부

LU03 천부

LU04 협백

LU05 척택

LU06 공최

LU07 열결

LU08 경거

LU09 태연

LU10 어제

LU11 소상

▌ 手太陰肺經(수태음폐경, Lung meridian, LU) 11穴

肺手太陰之脈, 起于中焦, 下絡大腸, 還循胃口, 上膈屬肺, 從肺系, 橫出腋下, 下循臑內,
폐 수 태 음 지 맥 기 우 중 초 하 락 대 장 환 순 위 구 상 격 속 폐 종 폐 계 횡 출 액 하 하 순 노 내

行少陰心主之前, 下肘中, 循臂內上骨下廉, 入寸口, 上魚, 循魚際, 出大指之端. 其支者,
행 소 음 심 주 지 전 하 주 중 순 비 내 상 골 하 렴 입 촌 구 상 어 순 어 제 출 대 지 지 단 기 지 자

從腕後, 直出次指內廉, 出其端.
종 완 후 직 출 차 지 내 렴 출 기 단

No	혈 명穴名	위 치位置
01	中府(중부)	제1늑간과 수평, 앞정중선(Ant. median line) 外 6寸
02	雲門(운문)	Infraclavicular fossa의 오목한 곳, Coracoid process 안쪽, 앞정중선 (Ant. median line) 外 6寸
03	天府(천부)	액와횡문 下 3寸, 상완이두근(Biceps bracii) 외연
04	俠白(협백)	액와횡문 下 4寸, 상완이두근(Biceps bracii) 외연
05	尺澤(척택) ―	주횡문에 위치, 상완이두근건(Tendon of biceps bracii)과 상완요골근 (Brachioradialis)의 사이
06	孔最(공최)	尺澤척택과 太淵태연의 연결선에서 완횡문 上 7寸
07	列缺(열결)	Tendon of extensor pollicis brevis와 Tendon of abductor pollicis longus의 사이, 수장측 완횡문 上 1.5寸
08	經渠(경거)	尺澤척택과 太淵태연의 연결선에서 수장측 완횡문 上 1寸, 요골동맥(Radial a.) 의 외연
09	太淵(태연) ―	수장측 완횡문에서 Tendon of abductor pollicis longus의 내연
10	魚際(어제)	제1중수골 중앙의 적백육제
11	少商(소상)	엄지손가락 손톱뿌리각 요측 0.1寸

골도분촌	
세로 기준	
액와횡문 – 주횡문	9寸
주횡문 – 수장측 완횡문	12寸
가로 기준	
앞정중선 – 유두	4寸

手陽明大腸經(수양명대장경)

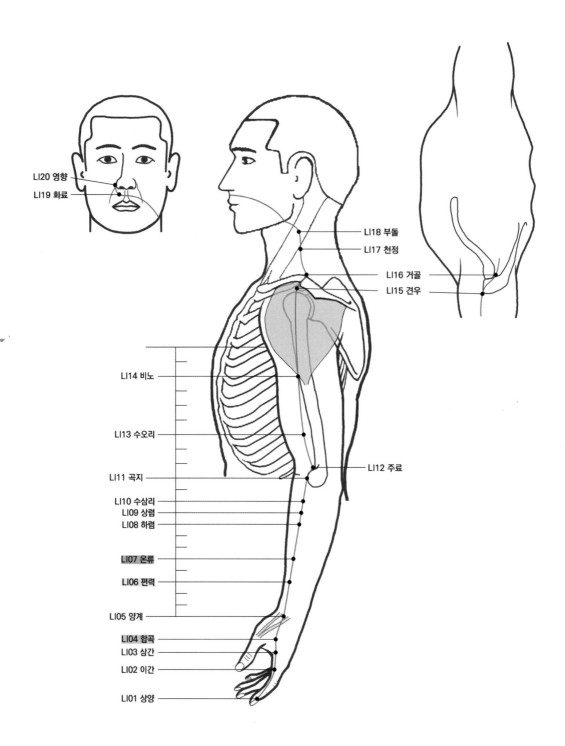

LI20 영향
LI19 화료

LI18 부돌
LI17 천정
LI16 거골
LI15 견우

LI14 비노

LI13 수오리

LI12 주료

LI11 곡지

LI10 수삼리
LI09 상렴
LI08 하렴

LI07 온류

LI06 편력

LI05 양계

LI04 합곡
LI03 삼간
LI02 이간

LI01 상양

▌ 手陽明大腸經(수양명대장경, Large Intestine meridian, LI) 20穴

大腸手陽明之脈, 起于大指次指之端, 循指上廉, 出合谷兩骨之間, 上入兩筋之中, 循臂上廉,
대 장 수 양 명 지 맥 기 우 대 지 차 지 지 단 순 지 상 렴 출 합 곡 양 골 지 간 상 입 우 근 지 중 순 비 상 렴

入肘外廉, 上臑外前廉, 上肩, 出髃骨之前廉, 上出于柱骨之會上, 下入缺盆, 絡肺, 下膈,
입 주 외 렴 상 노 외 전 렴 상 견 출 우 골 지 전 렴 상 출 우 주 골 지 회 상 하 입 결 분 락 폐 하 격

屬大腸. 其支者, 從缺盆上頸, 貫頰, 入下齒中, 還出挾口, 交人中, 左之右, 右之左, 上挾鼻孔.
속 대 장 기 지 자 종 결 분 상 경 관 협 입 하 치 중 환 출 협 구 교 인 중 좌 지 우 우 지 좌 상 협 비 공

No	혈 명穴名	위 치位置
20	迎香(영향)	콧방울 옆의 중점과 팔자주름의 교점
19	禾髎(화료)	콧구멍 가쪽 모서리의 수직선에서 코 하연과 입술 상연의 중간으로, 水溝수구/GV26와 수평
18	扶突(부돌)	갑상연골(Thyroid cartilate) 융기부와의 수평선상에서 SCM의 전연과 후연의 중간
17	天鼎(천정)	윤상연골(Cricoid cartilage)과의 수평선상에서 SCM의 후연
16	巨骨(거골)	견봉(Acromion) 내연과 쇄골(Clavicle) 후연이 만나는 오목한 곳
15	肩髃(견우)	팔을 옆으로 벌렸을 때 견봉(Acromion) 바깥앞쪽의 함몰처
14	臂臑(비노)	曲池곡지 上 7寸, 삼각근(Deltoid) 전연
13	手五里(수오리)	曲池곡지 上 3寸
12	肘髎(주료)	Lateral epicondyle of humerus와 humerus 몸체 외연이 만나는 오목한 곳
11	曲池(곡지) ―	주횡문의 가쪽 끝
10	手三里(수삼리)	陽谿양계 上 10寸
09	上廉(상렴)	陽谿양계 上 9寸
08	下廉(하렴)	陽谿양계 上 8寸
07	溫溜(온류)	陽谿양계 上 5寸
06	偏歷(편력)	陽谿양계 上 3寸
05	陽谿(양계) ―	수배측 완횡문의 요측에서 Tendon of extensor pollicis brevis와 Tendon of extensor pollicis longus의 사이
04	合谷(합곡)	손등쪽, 제2중수골 요측연의 중점
03	三間(삼간)	손등쪽, 제2중수골체 원위부 요측의 적백육제, 제2중수지관절의 뒤
02	二間(이간)	제2수지골 근위부 요측의 적백육제, 제2중수지관절의 앞
01	商陽(상양)	검지손가락 손톱뿌리각 요측 0.1寸

골도분촌	
세로 기준	
액와횡문 – 주횡문	9寸
주횡문 – 수배측 완횡문	12寸

足陽明胃經(족양명위경)

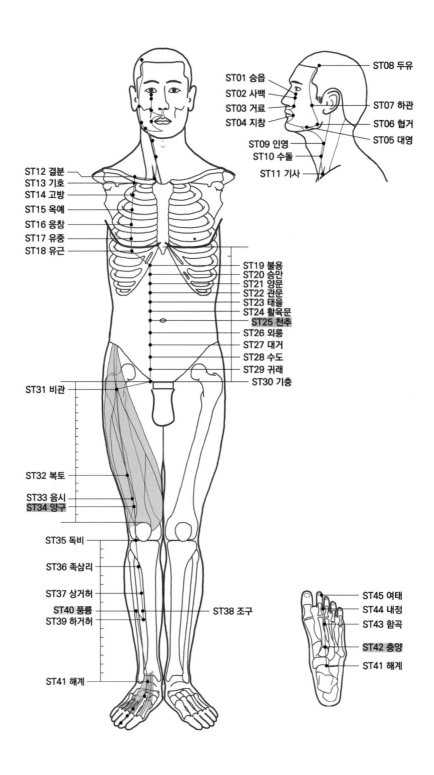

ST01 승읍
ST02 사백
ST03 거료
ST04 지창

ST08 두유
ST07 하관
ST06 협거
ST05 대영

ST09 인영
ST10 수돌
ST11 기사

ST12 결분
ST13 기호
ST14 고방
ST15 옥예
ST16 응창
ST17 유중
ST18 유근

ST19 불용
ST20 승만
ST21 양문
ST22 관문
ST23 태을
ST24 활육문
ST25 천추
ST26 외릉
ST27 대거
ST28 수도
ST29 귀래
ST30 기충

ST31 비관

ST32 복토

ST33 음시
ST34 양구

ST35 독비

ST36 족삼리

ST37 상거허

ST40 풍륭
ST39 하거허

ST38 조구

ST41 해계

ST45 여태
ST44 내정
ST43 함곡
ST42 충양
ST41 해계

▌足陽明胃經(족양명위경, Stomach meridian, ST) 45穴

胃足陽明之脈, 起於鼻之交頞中, 旁納太陽之脈, 下循鼻外, 入上齒中, 還出挾口, 環脣,
위족양명지맥 기어비지교알중 방납태양지맥 하순비외 입상치중 환출협구 환순

下交承漿, 却循頤後下廉, 出大迎, 循頰車, 上耳前, 過客主人, 循髮際, 至額顱. 其支者,
하교승장 각순이후하렴 출대영 순협거 상이전 과객주인 순발제 지액로 기지자

從大迎前, 下人迎, 循喉嚨, 入缺盆, 下膈, 屬胃, 絡脾. 其直者, 從缺盆下乳內廉, 下挾臍,
종대영전 하인영 순후롱 입결분 하격 속위 락비 기직자 종결분하유내렴 하협제

入氣街中. 其支者, 起于胃口, 下循腹裏, 下至氣街中而合, 以下髀關, 抵伏兎, 下膝臏中,
입기가중 기지자 기우위구 하순복리 하지기가중이합 이하비관 저복토 하슬빈중

下循脛外廉, 下足跗, 入中指內間. 其支者, 下廉三寸而別, 下入中指外間. 其支者,
하순경외렴 하족부 입중지내간 기지자 하렴삼촌이별 하입중지외간 기지자

別跗上, 入大指間, 出其端.
별부상 입대지간 출기단

No	혈 명穴名	위 치位置
01	承泣(승읍)	동공과 수직, 안와(Orbit)의 하연
02	四白(사백)	동공과 수직, Infraorbital foramen
03	巨髎(거료)	동공의 수직선, 코 하연의 수평선의 교점
04	地倉(지창)	입꼬리 옆 0.4寸, 팔자주름의 연장선
05	大迎(대영)	Masseter앞의 Facial a.가 지나는 곳
06	頰車(협거)	Masseter의 하악각 앞 가장 볼록한 곳
07	下關(하관)	관골궁(Zygomatic arch) 하연의 중점
08	頭維(두유)	액각(額角) 上 0.5寸
09	人迎(인영)	갑상연골 융기부와 수평선상에서 SCM 전연
10	水突(수돌)	윤상연골과의 수평선상에서 SCM 전연
11	氣舍(기사)	쇄골 상연, SCM의 분지 사이 오목한 곳
12	缺盆(결분)	Supraclavicular fossa의 중앙, 앞정중선(Ant. median line) 外 4寸
13	氣戶(기호)	쇄골 하연, 앞정중선 外 4寸
14	庫房(고방)	제1늑간과 수평, 앞정중선 外 4寸
15	屋翳(옥예)	제2늑간, 앞정중선 外 4寸
16	膺窓(응창)	제3늑간, 앞정중선 外 4寸
17	乳中(유중)	유두 중앙
18	乳根(유근)	제5늑간, 앞정중선 外 4寸
19	不容(불용)	天樞천추 上 6寸
20	承滿(승만)	天樞천추 上 5寸
21	梁門(양문)	天樞천추 上 4寸
22	關門(관문)	天樞천추 上 3寸

23	太乙(태을)	天樞천추 上 2寸
24	滑肉門(활육문)	天樞천추 上 1寸
25	天樞(천추) —	배꼽 중앙 外 2寸
26	外陵(외릉)	天樞천추 下 1寸
27	大巨(대거)	天樞천추 下 2寸
28	水道(수도)	天樞천추 下 3寸
29	歸來(귀래)	天樞천추 下 4寸
30	氣衝(기충) —	天樞천추 下 5寸. 치골결합 상연과 수평
31	髀關(비관)	ASIS – 슬개골상외각의 연결선과 치골결합 하연의 수평선의 교점
32	伏兎(복토)	슬개골 상연 上 6寸, ASIS – 슬개골상외각의 연결선
33	陰市(음시)	슬개골 상연 上 3寸, ASIS – 슬개골상외각의 연결선
34	梁丘(양구)	슬개골 상연 上 2寸, ASIS – 슬개골상외각의 연결선
35	犢鼻(독비) —	슬개골 하외연. 무릎인대 가쪽 함요처
36	足三里(족삼리)	解谿해계와 犢鼻독비를 있는 선에서 犢鼻독비 下 3寸
37	上巨虛(상거허)	犢鼻독비 下 6寸, Belly of tibialis ant.
38	條口(조구)	犢鼻독비 下 8寸, Belly of tibialis ant.
39	下巨虛(하거허)	犢鼻독비 下 9寸, Belly of tibialis ant.
40	豊隆(풍륭)	犢鼻독비 下 8寸 外 1寸, Tibialis ant. 외연
41	解谿(해계) —	전 족완횡문에 위치, 장무지신근건과 장족지신근건의 사이
42	衝陽(충양)	발등, 제2중족골과 설상골 사이의 맥동처
43	陷谷(함곡)	발등, 제2·3중족골체間의 원위부 함요처
44	內庭(내정)	발등, 제2·3족지골間의 갈라지는 부위
45	厲兌(여태)	둘째발가락 발톱뿌리각 外 0.1寸

골도분촌	
세로 기준	
흉골체 하연 – 배꼽	8寸
배꼽 – 치골결합 상연	5寸
치골결합 상연 – 슬개골 상연	18寸
독비혈 – 해계혈	16寸
가로 기준	
앞정중선 – 유두	4寸

足太陰脾經(족태음비경)

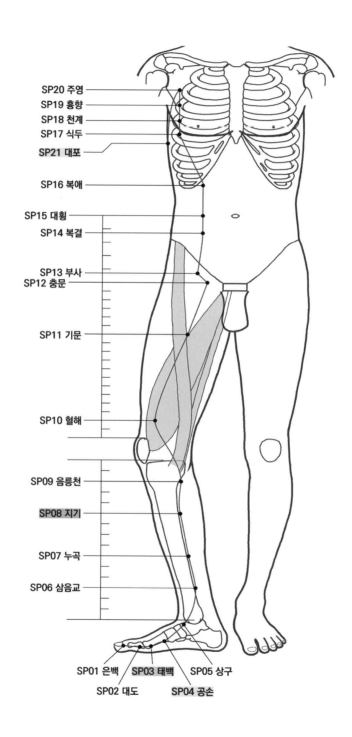

SP20 주영
SP19 흉향
SP18 천계
SP17 식두
SP21 대포

SP16 복애

SP15 대횡
SP14 복결

SP13 부사
SP12 충문

SP11 기문

SP10 혈해

SP09 음릉천

SP08 지기

SP07 누곡

SP06 삼음교

SP01 은백   SP03 태백   SP05 상구
SP02 대도   SP04 공손

▌足太陰脾經(족태음비경, Spleen meridian, SP) 21穴

脾足太陰之脈, 起于大指之端, 循指內側白肉際, 過核骨後, 上內踝前廉, 上踹內, 循脛骨後,
비족태음지맥 기우대지지단 순지내측백육제 과핵골후 상내과전렴 상단내 순경골후

交出厥陰之前, 上膝股內前廉, 入腹, 屬脾, 絡胃, 上膈, 挾咽, 連舌本, 散舌下. 其支者,
교출궐음지전 상슬고내전렴 입복 속비 락위 상격 협인 연설본 산설하 기지자

復從胃, 別上膈, 注心中.
부종위 별상격 주심중

No	혈 명六名	위 치位置
21	大包(대포)	제6늑간, 액와중앙과 수직
20	周榮(주영)	제2늑간과 수평, 앞정중선(Ant. median line) 外 6寸
19	胸鄕(흉향)	제3늑간, 앞정중선 外 6寸
18	天谿(천계)	제4늑간, 앞정중선 外 6寸
17	食竇(식두)	제5늑간, 앞정중선 外 6寸
16	腹哀(복애)	大橫대횡 上 3寸
15	大橫(대횡) ―	배꼽 중앙 外 4寸
14	腹結(복결)	大橫대횡 下 1.3寸
13	府舍(부사)	大橫대횡 下 4.3寸
12	衝門(충문) ―	치골결합 상연과 수평으로, 대퇴동맥(Femoral a.)의 외연
11	箕門(기문)	슬개골 상연 上 12寸, 봉공근(Sartorius) 내연과 장내전근(Adductor longus) 외연의 교점
10	血海(혈해)	슬개골 상연 上 2寸, 내측광근(Vastus medialis)이 융기된 곳
09	陰陵泉(음릉천)	족내과첨 上 13寸, 경골후연, 경골내관절융기(Medial condyle of tibia) 아래의 함요처
08	地機(지기)	족내과첨 上 10寸, 경골후연
07	漏谷(누곡)	족내과첨 上 6寸, 경골후연
06	三陰交(삼음교)	족내과첨 上 3寸, 경골후연
05	商丘(상구) ―	족내과 전연의 수직선과 하연의 수평선의 교점
04	公孫(공손)	제1중족골체 근위부 내측의 적백육제
03	太白(태백) ―	제1중족골체 원위부 내측의 적백육제, 제1중족족지관절의 뒤
02	大都(대도)	제1족지골 근위부 내측의 적백육제, 제1중족족지관절의 앞
01	隱白(은백)	엄지발가락 발톱뿌리각 內 1寸

골도분촌	
세로 기준	
흉골체 하연 ― 배꼽	8寸
배꼽 ― 치골결합 상연	5寸
치골결합 상연 ― 슬개골 상연	18寸
슬와횡문 내측 ― 족내과첨	15寸
가로 기준	
앞정중선 ― 유두	4寸

手少陰心經(수소음심경)

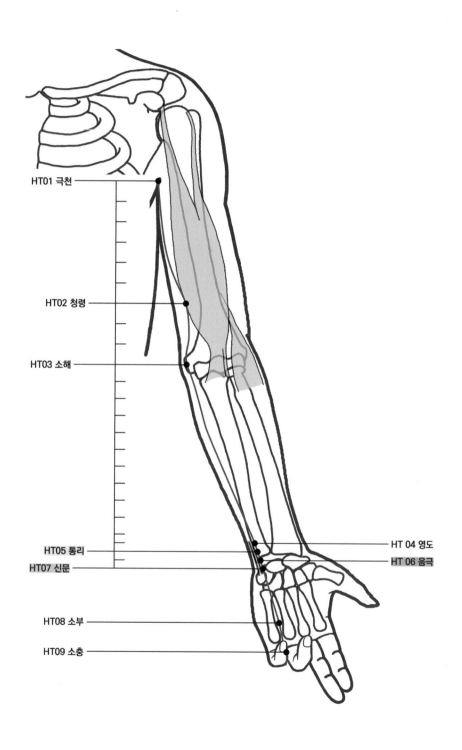

HT01 극천

HT02 청령

HT03 소해

HT05 통리

HT07 신문

HT08 소부

HT09 소충

HT 04 영도

HT 06 음극

▌ 手少陰心經(수소음심경, Heart meridian, HT) **9穴**

心手少陰之脈, 起于心中, 出屬心系, 下膈, 絡小腸. 其支者, 從心系, 上挾咽, 繫目系.
심 수 소 음 지 맥 기 우 심 중 출 속 심 계 하 격 락 소 장 기 지 자 종 심 계 상 협 인 계 목 계

其直者, 復從心系, 却上肺, 下出腋下, 下循臑內後廉, 行手太陰心主之後, 下肘內,
기 직 자 부 종 심 계 각 상 폐 하 출 액 하 하 순 노 내 후 렴 행 수 태 음 심 주 지 후 하 주 내

循臂內後廉, 抵掌後銳骨之端, 入掌內後廉, 循小指之內, 出其端.
순 비 내 후 렴 저 장 후 예 골 지 단 입 장 내 후 렴 순 소 지 지 내 출 기 단

No	혈 명穴名	위 치位置
01	極泉(극천) ―	액와중앙, 액와동맥(Axillary a.)이 뛰는 곳.
02	靑靈(청령)	주횡문 上 3寸, 상완이두근(Biceps brachii) 내연
03	少海(소해) ―	주횡문에 위치, 상완골내측상과(Medial epicondyle of humerus) 앞 모서리의 함요처
04	靈道(영도)	수장측 완횡문 上 1.5寸, 척측수근굴근건(Tendon of flexor carpi ulnaris)의 외연
05	通里(통리)	수장측 완횡문 上 1寸, 척측수근굴근건(Tendon of flexor carpi ulnaris)의 외연
06	陰郄(음극)	수장측 완횡문 上 0.5寸, 척측수근굴근건(Tendon of flexor carpi ulnaris)의 외연
07	神門(신문) ―	수장측 완횡문에 위치, 척측수근굴근건(Tendon of flexor carpi ulnaris)의 외연
08	少府(소부)	손바닥 제4·5중수골체간의 원위부 함요처, 중수수지관절의 뒤
09	少衝(소충)	새끼손가락 손톱뿌리각 요측 0.1寸

골도분촌	
세로 기준	
액와횡문 – 주횡문	9寸
주횡문 – 수장측 완횡문	12寸

手太陽小腸經(수태양소장경)

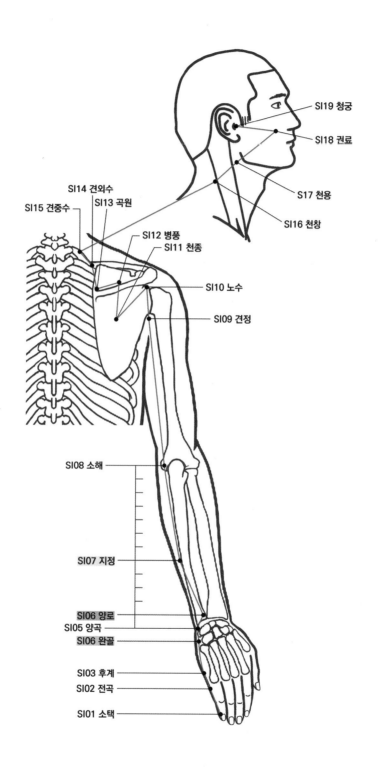

SI19 청궁

SI18 권료

SI17 천용

SI16 천창

SI14 견외수

SI13 곡원

SI15 견중수

SI12 병풍

SI11 천종

SI10 노수

SI09 견정

SI08 소해

SI07 지정

SI06 양로

SI05 양곡

SI06 완골

SI03 후계

SI02 전곡

SI01 소택

■ 手太陽小腸經(수태양소장경, Small Intestine meridian, SI) 19穴

小腸手太陽之脈, 起于小指之端, 循手外側, 上腕, 出踝中, 直上循臂骨下廉, 出肘內側兩筋之間,
소 장 수 태 양 지 맥 기 우 소 지 지 단 순 수 외 측 상 완 출 과 중 직 상 순 비 골 하 렴 출 주 내 측 양 근 지 간

上循臑外後廉, 出肩解, 繞肩胛, 交肩上, 入缺盆, 絡心, 循咽下膈, 抵胃, 屬小腸. 其支者,
상 순 노 외 후 렴 출 견 해 요 견 갑 교 견 상 입 결 분 락 심 순 인 하 격 저 위 속 소 장 기 지 자

從缺盆循頸, 上頰, 至目銳眥, 却入耳中. 其支者, 別頰上䪼, 抵鼻, 至目內眥, 斜絡于顴.
종 결 분 순 경 상 협 지 목 예 자 각 입 이 중 기 지 자 별 협 상 졸 저 비 지 목 내 자 사 락 우 관

No	혈 명穴名	위 치位置
19	聽宮(청궁)	이주앞, Mandibular condyle 뒤의 오목한 곳에서 가운데, 耳門이문/TE21과 聽會청회/GB2의 사이
18	顴髎(권료)	목외자에서 수직으로 내려와 관골 아래의 함요처
17	天容(천용)	하악각(Mandibular angle) 바로 뒤
16	天窓(천창)	갑상연골(Thyroid cartilate) 융기부와의 수평선상에서 SCM의 후연
15	肩中俞(견중수)	제7경추 아래(大椎대추/GV14) 外 2寸
14	肩外俞(견외수)	제1흉추 아래(陶道도도/GV13) 外 3寸
13	曲垣(곡원)	견갑극(Spine of scapula) 안쪽 끝의 오목한 곳
12	秉風(병풍)	견갑극 중점 上 1寸의 함요처, 어깨를 올릴 때 함몰 되는 부위
11	天宗(천종)	견갑극(Spine of scapula)의 중점과 견갑하각(Inf. angle of scapula)을 이은 선에서 위에서 1/3지점
10	臑俞(노수)	액와횡문 후연과 수직, 견갑극(Spine of scapula) 하연
09	肩貞(견정)	액와횡문 후연 上 1寸
08	小海(소해) —	주두(Olecranon)첨과 상완골내측상과(Medial epicondyle of humerus) 사이의 오목한 곳
07	支正(지정)	陽谷양계와 小海소해의 중점에서 下 1寸
06	養老(양로)	손바닥이 회외(supination)된 상태에서 척골경상돌기(Styloid proc. of ulna)의 가장 높은 부위를 촉지햇을 때 오목한 곳, 수배측 완횡문 上 1寸
05	陽谷(양곡) —	Styloid proc. of ulna와 삼각골(Triquetrum) 사이의 함요처, 척측수근굴근 (Tendon of flexor carpi ulnaris) 내연
04	腕骨(완골)	제5중수골 뒤의 오목한 곳. 유구골(Hamate)의 옆, 삼각골(Triquetrum) 두상골(pisiform)의 앞
03	後谿(후계)	제5중수골체의 원위부 척측 적백육제의 함요처. 제5중수수지관절의 뒤. 손바닥 요측 가로주름이 끝나는 부위
02	前谷(전곡)	제5수지골 근위부의 척측의 적백육제. 제5중수수지관절의 앞
01	少澤(소택)	새끼손가락 손톱뿌리각 척측 0.1寸

골도분촌	
세로 기준	
액와횡문 – 주두첨	9寸
주두첨 – 수배측 완횡문	12寸
가로 기준	
독맥 – 견갑골 내연	3寸

足太陽膀胱經(족태양방광경)

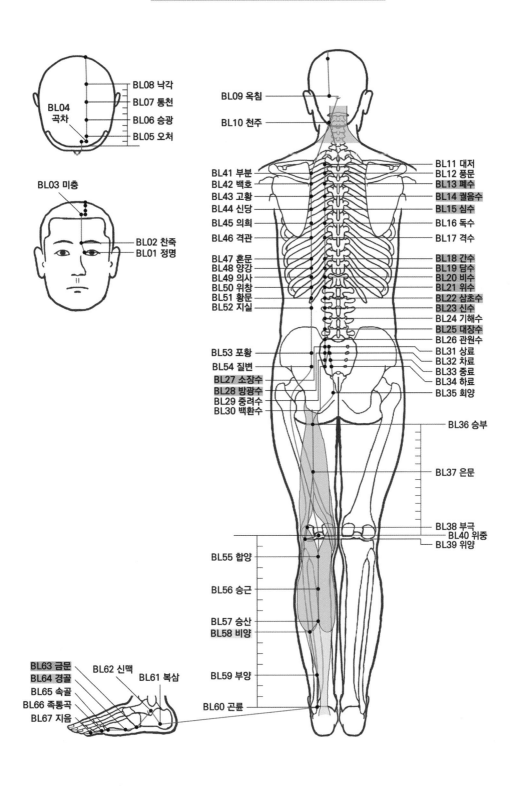

BL08 낙각
BL07 통천
BL04 곡차
BL06 승광
BL05 오처

BL03 미충

BL02 찬죽
BL01 정명

BL09 옥침
BL10 천주

BL41 부분
BL42 백호
BL43 고황
BL44 신당
BL45 의희
BL46 격관

BL47 혼문
BL48 양강
BL49 의사
BL50 위창
BL51 황문
BL52 지실

BL53 포황
BL54 질변
BL27 소장수
BL28 방광수
BL29 중려수
BL30 백환수

BL11 대저
BL12 풍문
BL13 폐수
BL14 궐음수
BL15 심수
BL16 독수
BL17 격수

BL18 간수
BL19 담수
BL20 비수
BL21 위수
BL22 삼초수
BL23 신수
BL24 기해수
BL25 대장수
BL26 관원수
BL31 상료
BL32 차료
BL33 중료
BL34 하료
BL35 회양

BL36 승부

BL37 은문

BL38 부극
BL40 위중
BL39 위양

BL55 합양

BL56 승근

BL57 승산
BL58 비양

BL59 부양

BL60 곤륜

BL63 금문
BL62 신맥
BL61 복삼
BL64 경골
BL65 속골
BL66 족통곡
BL67 지음

■ 足太陽膀胱經(족태양방광경, Bladder meridian, BL) **67穴**

膀胱足太陽之脈, 起于目內眥, 上額, 交巓. 其支者, 從巓至耳上角. 其直者, 從巓入絡腦,
방광족태양지맥 기우목내자 상액 교전 기지자 종전지이상각 기직자 종전입락뇌

還出別下項, 循肩髆內, 挾脊, 抵腰中, 入循膂, 絡腎, 屬膀胱. 其支者, 從腰中, 下挾脊,
환출별하항 순견박내 협척 저요중 입순려 락신 속방광 기지자 종요중 하협척

貫臀, 入膕中. 其支者, 從髆內左右別下貫胛, 挾脊內, 過髀樞, 循髀外, 從後廉下合膕中,
관둔 입괵중 기지자 종박내좌우별하관갑 협척내 과비추 순비외 종후렴하합괵중

以下貫踹內, 出外踝之後, 循京骨, 至小指外側.
이하관단내 출외과지후 순경골 지소지외측

No	혈 명穴名	위 치位置
01	睛明(정명)	안와(Orbit) 안쪽 모서리의 바로 위쪽
02	攢竹(찬죽)	눈썹 내단(內端)의 함요처
03	眉衝(미충)	눈썹 내단(內端)과 수직으로 전발제 上 0.5寸
04	曲差(곡차)	머리정중선 外 1.5寸, 전발제 上 0.5寸
05	五處(오처)	머리정중선 外 1.5寸, 전발제 上 1寸
06	承光(승광)	머리정중선 外 1.5寸, 전발제 上 2.5寸
07	通天(통천)	머리정중선 外 1.5寸, 전발제 上 4寸
08	絡却(낙각)	머리정중선 外 1.5寸, 전발제 上 5.5寸
09	玉枕(옥침)	후두융기 위 (腦戶뇌호/GV17) 外 1.3寸
10	天柱(천주)	2경추 극돌기 아래와 수평, 승모근 외연
11	大杼(대저)	제1흉추 극돌기 아래 (陶道도도/GV13) 外 1.5寸
12	風門(풍문)	제2흉추 극돌기 아래 外 1.5寸
13	肺俞(폐수)	제3흉추 극돌기 아래 (身柱신주/GV12) 外 1.5寸
14	厥陰俞(궐음수)	제4흉추 극돌기 아래 外 1.5寸
15	心俞(심수)	제5흉추 극돌기 아래 (神道신도/GV11) 外 1.5寸
16	督俞(독수)	제6흉추 극돌기 아래 (靈臺영대/GV10) 外 1.5寸
17	膈俞(격수)	제7흉추 극돌기 아래 (至陽지양/GV09) 外 1.5寸
18	肝俞(간수)	제9흉추 극돌기 아래 (筋縮근축/GB08) 外 1.5寸
29	膽俞(담수)	제10흉추 극돌기 아래 (中樞중추/GV07) 外 1.5寸
20	脾俞(비수)	제11흉추 극돌기 아래 (脊中척중/GV06) 外 1.5寸
21	胃俞(위수)	제12흉추 극돌기 아래 外 1.5寸
22	三焦俞(삼초수)	제1요추 극돌기 아래 (懸樞현추/GV05) 外 1.5寸
23	腎俞(신수)	제2요추 극돌기 아래 (命門명문/GV04) 外 1.5寸
24	氣海俞(기해수)	제3요추 극돌기 이래 外 1.5寸
25	大腸俞(대장수)	제4요추 극돌기 아래 (腰陽關요양관/GV03) 外 1.5寸

26	關元俞(관원수)	제5요추 극돌기 아래 外 1.5寸
27	小腸俞(소장수)	1st sacral foramen 外 1.5寸
28	膀胱俞(방광수)	2nd sacral foramen 外 1.5寸
29	中膂俞(중려수)	3rd sacral foramen 外 1.5寸
30	白環俞(백환수)	4th sacral foramen 外 1.5寸
31	上膠(상료)	1st sacral foramen
32	次膠(차료)	2nd sacral foramen
33	中膠(중료)	3rd sacral foramen
34	下膠(하료)	4th sacral foramen
35	會陽(회양)	미추 하연 外 0.5寸
36	承扶(승부) ―	둔횡문 중간
37	殷門(은문)	둔횡문 下 6寸, 대퇴이두근과 반건양근 間
38	浮郄(부극)	슬와횡문 上 1寸, 대퇴이두근건 내연
39	委陽(위양)	슬와횡문에 위치, 대퇴이두근건 내연
40	委中(위중) ―	대퇴이두근과 반건양근의 중점
41	附分(부분)	제2흉추 극돌기 아래 外 3寸
42	魄戶(백호)	제3흉추 극돌기 아래 (身柱신주/GV12) 外 3寸
43	膏肓(고황)	제4흉추 극돌기 아래 外 3寸
44	神堂(신당)	제5흉추 극돌기 아래 (神道신도/GV11) 外 3寸
45	譩譆(의희)	제6흉추 극돌기 아래 (靈臺영대/GV10) 外 3寸
46	膈關(격관)	제7흉추 극돌기 아래 (至陽지양/GV09) 外 3寸
47	魂門(혼문)	제9흉추 극돌기 아래 外 3寸
48	陽綱(양강)	제10흉추 극돌기 아래 (中樞중추/GV07) 外 3寸
49	意舍(의사)	제11흉추 극돌기 아래 (脊中척중/GV06) 外 3寸
50	胃倉(위창)	제12흉추 극돌기 아래 外 3寸
51	肓門(황문)	제1요추 극돌기 아래 (懸樞현추/GV05) 外 3寸
52	志室(지실)	제2요추 극돌기 아래 (命門명문/GV04) 外 3寸
53	胞肓(포황)	2nd sacral foramen 外 3寸
54	秩邊(질변)	4th sacral foramen 外 3寸
55	合陽(합양)	委中위중 下 2寸, 양 비복근 사이
56	承筋(승근)	委中위중 下 5寸, 양 비복근 사이
57	承山(승산)	委中위중 下 8寸, 비복근 힘살 하연의 고랑
58	飛揚(비양)	崑崙곤륜 上 7寸, 외측 비복근의 힘살 하연
59	跗陽(부양)	崑崙곤륜 上 3寸, 아킬레스건의 앞
60	崑崙(곤륜) ―	족외과첨과 아킬레스건의 중간

61	僕參(복삼)	崑崙(곤륜)과 수직, 발등과 발바닥의 적백육제
62	申脈(신맥)	족외과 아래
63	金門(금문)	Tuberosity of 5th metatarsal b. 뒤
64	京骨(경골)	Tuberosity of 5th metatarsal b. 앞
65	束骨(속골)	제5중족골체 근위부의 적백육제
66	足通谷(족통곡)	제5족지골체 원위부의 적백육제
67	至陰(지음)	새끼발가락 발톱뿌리각 外 0.1寸

골도분촌	
세로 기준	
전발제 – 후발제	12寸
둔횡문 – 슬와횡문	14寸
슬와횡문 – 족외과첨	16寸
가로 기준	
양 액각 사이	3寸
양 유양돌기 사이	3寸
뒷정중선 – 견갑골 내연	3寸

足少陰腎經(족소음신경)

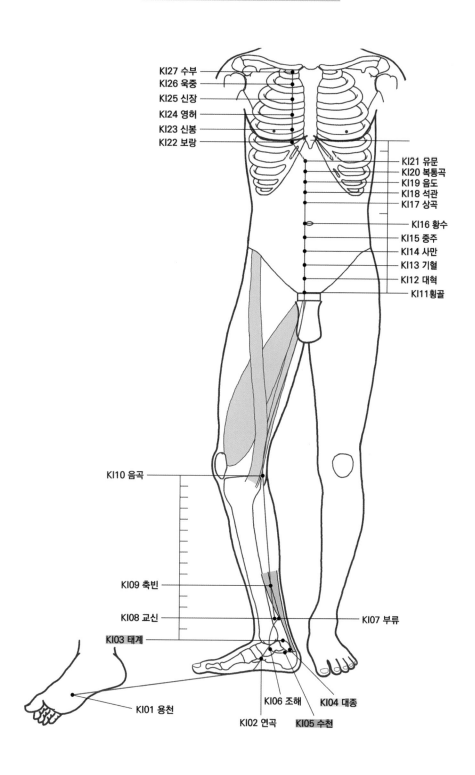

KI27 수부
KI26 욱중
KI25 신장
KI24 영허
KI23 신봉
KI22 보랑

KI21 유문
KI20 복통곡
KI19 음도
KI18 석관
KI17 상곡
KI16 황수
KI15 중주
KI14 사만
KI13 기혈
KI12 대혁
KI11 횡골

KI10 음곡

KI09 축빈

KI08 교신

KI07 부류

KI03 태계

KI01 용천

KI06 조해

KI04 대종

KI02 연곡

KI05 수천

▌ 足少陰腎經(족소음신경, Kidney meridian, KI) 27穴

腎足少陰之脈, 起于小指之下, 邪走足心, 出于然谷之下, 循內踝之後, 別入跟中,
신족소음지맥 기우소지지하 사주족심 출우연곡지하 순내과지후 별입근중

以上踹內, 出膕內廉, 上股內後廉, 貫脊, 屬腎, 絡膀胱. 其直者, 從腎上貫肝膈,
이상단내 출괵내렴 상고내후렴 관척 속신 락방광 기직자 종신상관간격

入肺中, 循喉嚨, 挾舌本. 其支者, 從肺出, 絡心, 注胸中.
입폐중 순후롱 협설본 기지자 종폐출 락심 주흉중

No	혈 명穴名	위 치位置
27	俞府(수부)	쇄골 하연, 앞정중선(Ant. median line) 外 2寸
26	彧中(욱중)	제1늑간, 앞정중선 外 2寸
25	神藏(신장)	제2늑간, 앞정중선 外 2寸
24	靈墟(영허)	제3늑간, 앞정중선 外 2寸
23	神封(신봉)	제4늑간, 앞정중선 外 2寸
22	步廊(보랑)	제5늑간, 앞정중선 外 2寸
21	幽門(유문)	肓俞황수 上 6寸
20	腹通谷(복통곡)	肓俞황수 上 5寸
19	陰都(음도)	肓俞황수 上 4寸
18	石關(석관)	肓俞황수 上 3寸
17	商曲(상곡)	肓俞황수 上 2寸
16	肓俞(황수) ─	배꼽 중앙 外 0.5寸
15	中注(중주)	肓俞황수 下 1寸
14	四滿(사만)	肓俞황수 下 2寸
13	氣穴(기혈)	肓俞황수 下 3寸
12	大赫(대혁)	肓俞황수 下 4寸
11	橫骨(횡골) ─	肓俞황수 下 5寸, 치골결합 상연과 수평
10	陰谷(음곡) ─	슬와횡문의 내측에서 반건양근건과 반막양근건의 사이
09	築賓(축빈)	太谿태계 上 5寸, 비복근(Gastrocnemius)과 가자미근(Soleus)의 사이
08	交信(교신)	太谿태계 上 2寸, 復溜부류 前 1寸, 경골 후연
07	復溜(부류)	太谿태계 上 2寸, 아킬레스건 전연
06	照海(조해)	족내과첨 下 1寸 함요처
05	水泉(수천)	太谿태계 下 1寸
04	大鍾(대종)	발 내측에서 종골(Calcaneus)과 아킬레스건이 만나는 오목한 곳
03	太谿(태계) ─	족내과첨과 아킬레스건의 중간
02	然谷(연곡)	주상골조면(Tuberosity of Navicular b.) 아래 적백육제의 함요처
01	涌泉(용천)	발바닥 제일 앞(제2·3지 사이)과 발뒤꿈치를 연결한 선에서 앞에서 1/3지점

골도분촌	
세로 기준	
흉골체 하연 – 배꼽	8寸
배꼽 – 치골결합 상연	5寸
슬와횡문 내측 – 족내과첨	15寸
태계혈 – 발뒤꿈치 바닥	3寸
가로 기준	
앞정중선 – 유두	4寸

手厥陰心包經(수궐음심포경)

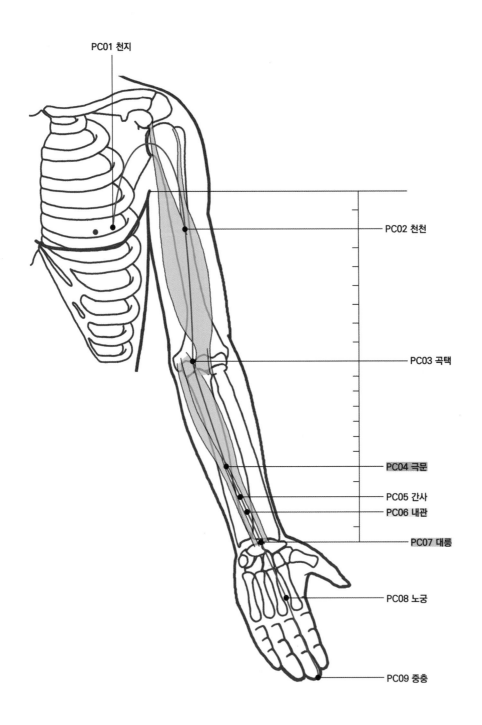

PC01 천지

PC02 천천

PC03 곡택

PC04 극문

PC05 간사

PC06 내관

PC07 대릉

PC08 노궁

PC09 중충

▌手厥陰心包經(수궐음심포경, Pericardium meridian, PC) **9穴**

心主手厥陰心包絡之脈, 起于胸中, 出屬心包絡, 下膈, 歷絡三焦. 其支者, 循胸出脇,
심주수궐음심포락지맥 기우흉중 출속심포락 하격 역락삼초 기지자 순흉출협

下腋三寸, 上抵腋下, 循臑內, 行太陰少陰之間, 入肘中, 下臂, 行兩筋之間, 入掌中,
하액삼촌 상저액하 순노내 행태음소음지간 입주중 하비 행양근지간 입장중

循中指, 出其端. 其支者, 別掌中, 循小指次指出其端.
순중지 출기단 기지자 별장중 순소지차지출기단

No	혈 명穴名	위 치位置
01	天池(천지)	제4늑간, 앞정중선(Ant. median line) 外 5寸
02	天泉(천천)	액와횡문 下 2寸, 상완이두근(Biceps bracii)의 두 갈래 사이
03	曲澤(곡택) —	주횡문에 위치, 상완이두근건막(Bicepital aponeurosis)의 내연 함중
04	郄門(극문)	수장측 완횡문 上 5寸, Tendon of palmaris longus와 Tendon of flexor carpi radialis의 사이
05	間使(간사)	수장측 완횡문 上 3寸, Tendon of palmaris longus와 Tendon of flexor carpi radialis의 사이
06	內關(내관)	수장측 완횡문 上 2寸, Tendon of palmaris longus와 Tendon of flexor carpi radialis의 사이
07	大陵(대릉) —	수장측 완횡문에 위치, Tendon of palmaris longus와 Tendon of flexor carpi radialis의 사이
08	勞宮(노궁)	손바닥 제2·3중수골 사이의 원위부 함요처
09	中衝(중충)	가운데손가락 끝의 중간, 또는 가운데손가락 손톱뿌리각 요측 0.1寸

골도분촌	
세로 기준	
액와횡문 – 주횡문	9寸
주횡문 – 수장측 완횡문	12寸
가로 기준	
앞정중선 – 유두	4寸

手少陽三焦經(수소양삼초경)

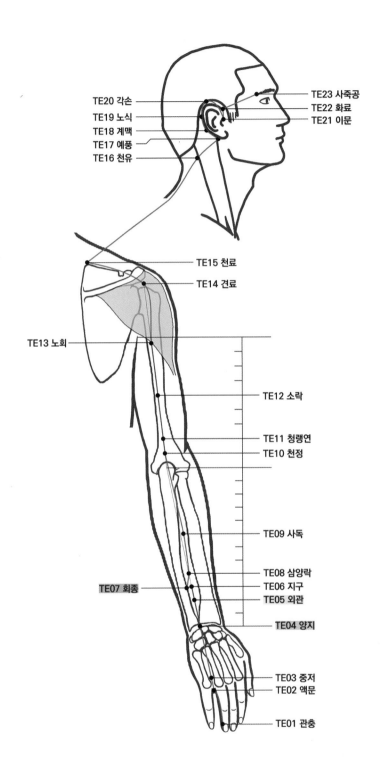

TE20 각손
TE19 노식
TE18 계맥
TE17 예풍
TE16 천유

TE23 사죽공
TE22 화료
TE21 이문

TE15 천료
TE14 견료

TE13 노회

TE12 소락

TE11 청랭연
TE10 천정

TE09 사독

TE08 삼양락
TE06 지구
TE07 회종
TE05 외관

TE04 양지

TE03 중저
TE02 액문

TE01 관충

▌手少陽三焦經(수소양삼초경, Triple Energizer meridian, TE) 23穴

三焦手少陽之脈, 起于小指次指之端, 上出兩指之間, 循手表腕, 出臂外兩骨之間,
삼 초 수 소 양 지 맥 기 우 소 지 차 지 지 단 상 출 양 지 지 간 순 수 표 완 출 비 외 양 골 지 간

上貫肘, 循臑外上肩, 而交出足少陽之後, 入缺盆, 布膻中, 散落心包, 下膈, 循屬三焦.
상 관 주 순 노 외 상 견 이 교 출 족 소 양 지 후 입 결 분 포 단 중 산 락 심 포 하 격 순 속 삼 초

其支者, 從膻中, 上出缺盆, 上項, 繫耳後, 直上出耳上角, 以屈下頰, 至䪼. 其支者,
기 지 자 종 전 중 상 출 결 분 상 항 계 이 후 직 상 출 이 상 각 이 굴 하 협 지 졸 기 지 자

從耳後入耳中, 出走耳前, 過客主人前, 交頰, 至目銳眥.
종 이 후 입 이 중 출 주 이 전 과 객 주 인 전 교 협 지 목 예 자

No	혈 명穴名	위 치位置
23	絲竹空(사죽공)	눈썹 외단(外端)의 함요처
22	和髎(화료)	귓바퀴 뿌리 상단의 앞, 관자발제의 뒤 사이에서 천측두동맥(Superficial temporal a.) 후연의 함요처
21	耳門(이문)	이주 앞, Mandibular condyle 뒤의 오목한 곳에서 제일 위
20	角孫(각손)	머리 측면에서, 귀를 앞으로 접었을 시 이첨(Auricular apex)이 닿는 곳
19	顱息(노식)	翳風예풍 → 角孫각손으로의 곡선에서 2/3
18	瘈脈(계맥)	翳風예풍 → 角孫각손으로의 곡선에서 1/3
17	翳風(예풍)	귓불과 유양돌기(Mastoid proc.) 사이의 오목한 곳
16	天牖(천유)	하악각(Mandibular angle), 天容천용/SI17과 수평, SCM 후연
15	天髎(천료)	견갑상각(Sup. angle of the scapula) 위의 함요처, 肩井견정/GB21과 曲垣곡원/SI13의 중점
14	肩髎(견료)	팔을 옆으로 벌렸을 때 견봉(Acromion) 바깥뒤쪽의 함몰처
13	臑會(노회)	견봉각(Acromion angle)에서 수직으로 내려와 삼각근(Deltoid)의 후하연
12	消濼(소락)	주두첨 上 5寸, 주두(Olecranon)첨과 견봉각(Acromion angle)의 연결선상
11	清冷淵(청냉연)	주두첨 上 2寸, 주두첨과 견봉각의 연결선상
10	天井(천정)	주두첨 上 1寸의 함요처, 주두첨과 견봉각의 연결선상
09	四瀆(사독)	수배측 완횡문 上 7寸에서 요골과 척골의 사이의 함요처
08	三陽絡(삼양락)	수배측 완횡문 上 4寸에서 요골과 척골의 사이의 함요처
07	會宗(회종)	수배측 완횡문 上 3寸에서 척골의 요측연
06	支溝(지구)	수배측 완횡문 上 3寸에서 요골과 척골의 사이의 함요처
05	外關(외관)	수배측 완횡문 上 2寸에서 요골과 척골의 사이의 함요처
04	陽池(양지) —	수배측 완횡문에서 수지신근(Tendon of ext. digitorum longus)의 척측연
03	中渚(중저)	손등, 제4·5중수골체 사이의 원위부, 중수수지관절의 뒤
02	液門(액문)	손등, 제4·5수지골 사이의 갈라지는 부위, 중수수지관절의 앞
01	關衝(관충)	네 번째 손가락 손톱뿌리각 척측 0.1寸

골도분촌	
세로 기준	
액와횡문 – 주두첨	9寸
주두첨 – 수배측 완횡문	12寸

足少陽膽經(족소양담경)

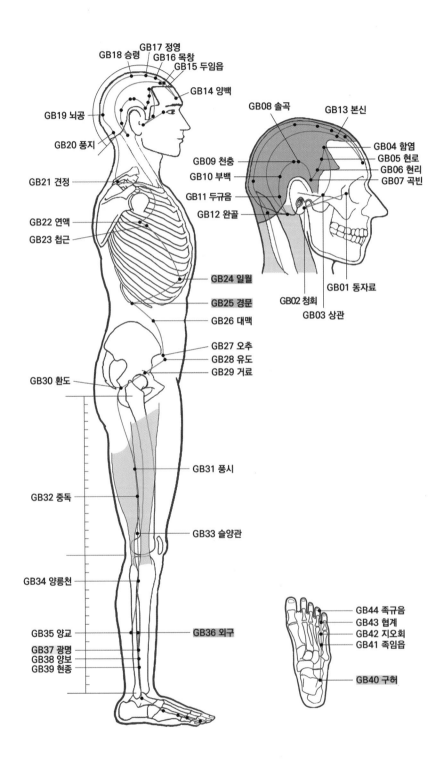

GB17 정영
GB18 승령
GB16 목창
GB15 두임읍
GB14 양백
GB08 솔곡
GB13 본신
GB19 뇌공
GB04 함염
GB09 천충
GB05 현로
GB20 풍지
GB10 부백
GB06 현리
GB07 곡빈
GB21 견정
GB11 두규음
GB12 완골
GB22 연액
GB23 첩근
GB24 일월
GB25 경문
GB01 동자료
GB26 대맥
GB02 청회
GB03 상관
GB27 오추
GB28 유도
GB29 거료
GB30 환도
GB31 풍시
GB32 중독
GB33 슬양관
GB34 양릉천
GB35 양교
GB36 외구
GB37 광명
GB38 양보
GB39 현종
GB44 족규음
GB43 협계
GB42 지오회
GB41 족임읍
GB40 구허

■ 足少陽膽經(족소양담경, Gallbladder meridian, GB) 44穴

膽足少陽之脈, 起于目銳眥, 上抵頭角, 下耳後, 循頸, 行手少陽之前, 至肩上, 却交出手少陽之後,
담족소양지맥 기우목예자 상저두각 하이후 순경 행수소양지전 지견상 각교출수소양지후

入缺盆. 其支者, 從耳後入耳中, 出走耳前, 至目銳眥後. 其支者, 別銳眥, 下大迎, 合于手少陽,
입결분 기지자 종이후입이중 출주이전 지목예자후 기지자 별예자 하대영 합우수소양

抵于頔, 下加頰車, 下頸, 合缺盆, 以下胸中, 貫膈, 絡肝, 屬膽, 循脇裏, 出氣街, 繞毛際,
저우졸 하가협거 하경 합결분 이하흉중 관격 락간 속담 순협리 출기가 요모제

橫入髀厭中. 其直者, 從缺盆下腋, 循胸, 過季脇, 下合髀厭中, 以下循髀陽, 出膝外廉,
횡입비염중 기직자 종결분하액 순흉 과계협 하합비염중 이하순비양 출슬외렴

下外輔骨之前, 直下抵絶骨之端, 下出外踝之前, 循足跗上, 入小指次指之間. 其支者,
하외보골지전 직하저절골지단 하출외과지전 순족부상 입소지차지지간 기지자

別跗上, 入大指之間, 循大指歧骨內, 出其端, 還貫爪甲, 出三毛.
별부상 입대지지간 순대지기골내 출기단 환관조갑 출삼모

No	혈 명穴名	위 치位置
01	瞳子髎(동자료)	목외자 外 0.5寸, 안와 외측 모서리의 함요처
02	聽會(청회)	이주 앞, Mandibular condyle 뒤의 오목한 곳에서 제일 아래
03	上關(상관)	관골궁 상연의 중점, 개구 시 함요처가 생김
04	頷厭(함염)	頭維두유/ST8 → 曲鬢곡빈으로의 곡선에서 1/4
05	懸顱(현로)	頭維두유/ST8 → 曲鬢곡빈으로의 곡선에서 2/4
06	懸釐(현리)	頭維두유/ST8 → 曲鬢곡빈으로의 곡선에서 3/4
07	曲鬢(곡빈)	이첨(Auricular apex)의 수평선과 구레나룻 뒤 모서리의 수직선의 교점
08	率谷(솔곡)	이첨 上 1.5寸의 함요처, 이를 악물고 취혈
09	天衝(천충)	率谷솔곡의 수평선과 귀뿌리의 수직선의 교점
10	浮白(부백)	天衝천충 → 完骨완골로의 곡선에서 1/3
11	頭竅陰(두규음)	天衝천충 → 完骨완골로의 곡선에서 2/3
12	完骨(완골)	유양돌기 뒤아래의 함요처
13	本神(본신)	독맥 外 3寸, 전발제 上 0.5寸
14	陽白(양백)	동공과 수직(독맥 外 2.25寸), 눈썹 上 1寸
15	頭臨泣(두임읍)	동공과 수직, 전발제 上 0.5寸
16	目窓(목창)	동공과 수직, 전발제 上 1.5寸
17	正營(정영)	동공과 수직, 전발제 上 2.5寸
18	承靈(승령)	동공과 수직, 전발제 上 4寸
19	腦空(뇌공)	腦戶뇌호/GV17의 수평선과 風池풍지의 수직선의 교점
20	風池(풍지)	Occipital b. 하연, SCM과 승모근의 사이
21	肩井(견정)	제7경추 극돌기와 견봉의 중점
22	淵腋(연액)	제4늑간, 겨드랑이 중앙과 수직

23	輒筋(첩근)	제4늑간, 淵腋연액 앞 1寸
24	日月(일월)	제7늑간, 앞정중선(Ant. median line) 外 4寸
25	京門(경문)	제12늑골단 앞
26	帶脈(대맥)	배꼽의 수평선과 11늑골단의 수직선의 교점
27	五樞(오추)	ASIS 안쪽 아래. 關元관원/CV4과 수평
28	維道(유도)	ASIS 下內 0.5寸
29	居髎(거료)	ASIS와 대퇴대전자의 중점
30	環跳(환도)	Sacral hiatus → 대퇴대전자의 2/3지점
31	風市(풍시)	차렷 자세 시 중지의 끝, Iliotibial tract 후연
32	中瀆(중독)	슬와횡문 上 7寸, Iliotibial tract 후연
33	膝陽關(슬양관)	Lateral epicondyle of femur 상연, Iliotibial tract와 대퇴이두근의 사이
34	陽陵泉(양릉천)	비골두 앞 안쪽 아래의 오목한 곳. 비골과 경골의 사이
35	陽交(양교)	족외과첨 上 7寸, 비골 후연
36	外丘(외구)	족외과첨 上 7寸, 비골 전연
37	光明(광명)	족외과첨 上 5寸, 비골 전연
38	陽輔(양보)	족외과첨 上 4寸, 비골 전연
39	懸鍾(현종)	족외과첨 上 3寸, 비골 전연(絕骨)
40	丘墟(구허) —	족외과 전하연의 오목한 곳
41	足臨泣(족임읍)	발등, 제4·5중족골체간의 근위부 함요처
42	地五會(지오회)	발등, 제4·5중족골체간의 원위부 함요처
43	俠谿(협계)	발등, 제4·5족지골간의 갈라지는 부위
44	足竅陰(족규음)	네 번째 발가락 발톱뿌리각 外 0.1寸

골도분촌	
세로 기준	
눈썹 – 전발제	3寸
전발제 – 후발제	12寸
대퇴 대전자 – 슬와횡문	19寸
슬와횡문 – 족외과첨	16寸
가로 기준	
앞정중선 – 유두	4寸

足厥陰肝經(족궐음간경)

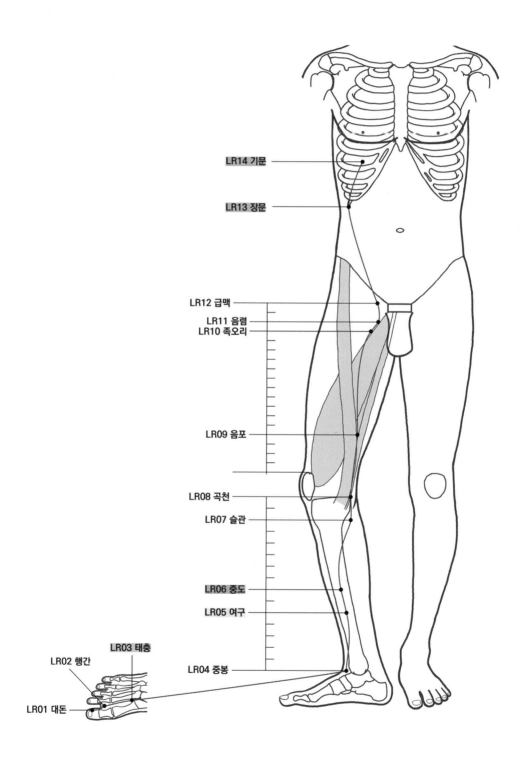

LR14 기문
LR13 장문
LR12 급맥
LR11 음렴
LR10 족오리
LR09 음포
LR08 곡천
LR07 슬관
LR06 중도
LR05 여구
LR04 중봉
LR03 태충
LR02 행간
LR01 대돈

▌ 足厥陰肝經(족궐음간경, Liver meridian, LR) **14穴**

肝足厥陰之脈, 起于大指叢毛之際, 上循足跗上廉, 去內踝一寸, 上踝八寸, 交出太陰之後,
간 족 궐 음 지 맥 기 우 대 지 총 모 지 제 상 순 족 부 상 렴 거 내 과 일 촌 상 과 팔 촌 교 출 태 음 지 후

上膕內廉, 循股陰, 入毛中, 過陰器, 抵小腹, 挾胃, 屬肝, 絡膽, 上貫膈, 布脇肋, 循喉嚨之後,
상 괵 내 렴 순 고 음 입 모 중 과 음 기 저 소 복 협 위 속 간 락 담 상 관 격 포 협 륵 순 후 롱 지 후

上入頏顙, 連目系, 上出額, 與督脉會于巓. 其支者, 從目系下頰裏, 環脣內. 其支者,
상 입 항 상 연 목 계 상 출 액 여 독 맥 회 우 전 기 지 자 종 목 계 하 협 리 환 순 내 기 지 자

復從肝, 別貫膈, 上注肺.
부 종 간 별 관 격 상 주 폐

No	혈 명穴名	위 치位置
14	期門(기문)	제6늑간, 앞정중선(Ant. median line) 外 4寸
13	章門(장문)	제11늑골단 앞
12	急脈(급맥) —	曲骨곡골/CV02 外 2.5寸, 치골결합 상연과 수평
11	陰廉(음렴)	氣衝기충/ST30 下 2寸, 장내전근(Adductor longus) 외연
10	足五里(족오리)	氣衝기충/ST30 下 3寸[1]
09	陰包(음포)	슬개골 상연 上 4寸, 봉공근(Sartorius)과 박근(Gracilis) 사이의 오목한 곳
08	曲泉(곡천) —	반건양근건과 반막양근건 내측의 오목한 곳, 슬와횡문과 수평
07	膝關(슬관)	陰陵泉음릉천/SP9 後 1寸
06	中都(중도)	족내과첨 上 7寸, 경골 내측
05	蠡溝(여구)	족내과첨 上 5寸, 경골 내측
04	中封(중봉) —	발등, 전경골근(Tibialis ant.) 내연의 오목한 곳
03	太衝(태충)	발등, 제1·2족지골체 사이의 근위부 함요처, 족배동맥(Dorsalis pedis artery)이 뛰는 곳
02	行間(행간)	발등, 제1·2족지골 사이의 갈라지는 부위, 중족족지관절의 앞
01	大敦(대돈)	엄지발가락 발톱뿌리각 外 1寸

골도분촌	
세로 기준	
배꼽 – 치골결합 상연	5寸
치골결합 상연 – 슬개골 상연	18寸
슬와횡문 내측 – 족내과첨	15寸
가로 기준	
앞정중선 – 유두	4寸

---

1) WHO 표준그림상으로는 急脈급맥 下 3寸으로 그려져 있어 경혈도에는 그에 따라 위치를 두었지만, 『大學經絡經穴學』과 『鍼灸大成』에 "氣衝下三寸"으로 되어 있기에 본문에서는 이를 따랐다.

3. 東鑑 十四經脈(동감 십사경맥)

手太陰肺經

穴名	解說
少商	在手大指端內側, 去爪甲角如韭葉. 手太陰脈之所出, 爲井. 鍼入一分, 留三呼. 瀉五吸. 禁不可灸≪銅人≫. 出血以瀉諸藏之熱≪靈樞≫. 以三稜鍼刺之微出血, 泄諸藏熱湊, 咽中腫塞, 水粒不下, 鍼之立愈≪資生≫
魚際	在手大指本節後內側散脈中. 手太陰脈之所流, 爲滎. 鍼入二分, 留三呼. 禁不可灸≪入門≫
太淵	一名太泉. 在手掌後橫文頭陷中, 一云在魚後一寸陷者中. 手太陰脈之所注, 爲腧. 鍼入二分, 可灸三壯≪銅人≫
經渠	在寸口脈中. 手太陰脈之所行, 爲經. 鍼入二分, 留三呼. 禁不可灸, 灸之則傷人神≪銅人≫
列缺	在去腕側上一寸五分, 以手交叉中指末, 兩筋兩骨罅中. 手太陰絡, 別走陽明. 鍼入二分, 留三呼. 瀉五吸. 可灸七壯≪資生≫
孔最	在側腕上七寸宛宛中. 手太陰之郄. 鍼入三分. 可灸五壯≪銅人≫
尺澤	在肘約文中≪銅人≫. 肘中之動脈也, 又云肘中約文上, 動脈中≪綱目≫. 在臂屈伸橫文中筋骨罅陷中, 又云肘中約上兩筋動脈中≪資生≫. 手太陰脈之所入, 爲合. 鍼入三分, 可灸五壯≪銅人≫. 一云不宜灸≪入門≫
俠白	在天府下, 在肘上五寸, 動脈中. 鍼入三分. 可灸五壯≪銅人≫
天府	在腋下三寸, 臑臂內廉, 動脈中, 擧手以鼻取之. 鍼入三分, 留三呼. 禁不可灸≪銅人≫
雲門	在巨骨下挾氣戶傍二寸陷中, 動脈應手, 擧臂取之≪銅人≫. 在人迎下第二骨間, 相去二寸四分≪資生≫. 可灸五壯. 鍼入三分, 刺深則使人氣逆, 故不宜深刺≪甲乙≫
中府	肺之募也. 一名膺中腧. 在雲門下一寸陷中, 乳上三肋間, 動脈應手, 仰而取之. 手足太陰之會也. 鍼入三分, 留三呼. 可灸五壯≪銅人≫

手陽明大腸經

穴名	解說
商陽	一名絕陽. 在手大指次指內側去爪甲角如韭葉. 手陽明脈之所出也, 爲井. 鍼入一分, 留一呼. 可灸三壯 ≪銅人≫
二間	一名間谷. 在手大指次指本節前內側陷中. 手陽明脈之所流, 爲滎. 鍼入三分, 留三呼. 可灸三壯≪銅人≫
三間	一名少谷. 在手大指次指本節後內側陷中. 手陽明脈之所注, 爲腧. 鍼入三分, 留三呼. 可灸三壯≪銅人≫
合谷	一名虎口. 在手大指次指岐骨間陷中≪銅人≫. 在手大指次指兩骨罅間宛宛中, 動脈應手≪資生≫. 手陽明脈之所過, 爲原. 鍼入三分, 留六呼. 可灸三壯. 姙婦不可刺, 損胎氣≪銅人≫
陽谿	一名中魁. 在手腕中上側兩筋間陷者中. 手陽明脈之所行, 爲經. 鍼入三分, 留七呼. 可灸三壯≪銅人≫
偏歷	在腕中後三寸. 手陽明絡, 別走太陰. 鍼入三分, 留七呼. 可灸三壯≪銅人≫
溫留	一名逆注. 一名池頭. 在腕後, 小士五寸, 大士六寸≪銅人≫. 在腕後五寸六寸間≪資生≫. 手陽明郄鍼入三分可灸三壯≪銅人≫. 大士小士卽大人小兒也≪綱目≫
下廉	在輔骨下去上廉一寸≪銅人≫. 在曲池前五寸兌肉分外斜≪入門≫. 鍼入五分, 留五呼. 可灸三壯≪銅人≫
上廉	在三里下一寸≪銅人≫. 在曲池前四寸≪入門≫. 其分獨抵陽明之會外斜≪綱目≫. 鍼入五分. 可灸五壯≪銅人≫
三里	在曲池下二寸≪銅人≫. 按之肉起銳肉之端≪綱目≫. 鍼入二分. 可灸三壯≪銅人≫
曲池	在肘外輔骨屈肘曲骨之中≪銅人≫. 在肘外輔屈肘兩骨中, 文頭盡處, 以手拱胸取之≪入門≫. 手陽明脈之所入, 爲合. 鍼入五分, 留七呼. 可灸三壯≪靈樞≫
肘髎	在肘大骨外廉, 近大筋陷中. 可灸三壯. 鍼入三分≪銅人≫
五里	在肘上三寸, 行向裏大脈中央. 可灸十壯, 禁不可鍼≪銅人≫. 內經曰, 大禁二十五, 在天府下五寸. 註云五里穴也, 大禁者, 禁不可刺也. 迎之五里, 中道而止, 五至而已, 五往而藏之氣盡矣, 故五五二十五而竭其輸矣, 此所謂奪其天氣也. 故曰闚門而刺之者, 死於家中, 入門而刺之者, 死於堂上, 傳之後世以爲刺禁≪靈樞≫
臂臑	在肘上七寸, 䐃肉端, 平手取之. 手陽明絡. 鍼入三分. 可灸三壯≪銅人≫. 在肩髃一夫兩筋兩骨罅陷宛中, 平手取之, 不得拏手, 令急其穴卽閉. 宜灸. 不宜刺≪資生≫
肩髃	一名中肩井, 一名扁骨. 在骨端兩骨間陷者宛宛中, 擧臂取之≪銅人≫. 在膊骨頭肩端兩骨間≪資生≫. 鍼入六分, 留六呼, 刺則泄肩臂熱氣. 可灸七壯, 至二七壯, 若灸偏風不遂, 至七七壯止. 唐·庫狄欽, 患風, 痺手不得伸, 甄權鍼此穴, 立愈≪銅人≫
巨骨	在肩端上行兩叉骨罅間陷中. 鍼入一寸半. 可灸五壯≪銅人≫
天鼎	在側頸缺盆直扶突後一寸≪銅人≫. 在頸缺盆氣舍後一寸五分≪綱目≫. 鍼入三分, 可灸三壯≪銅人≫
迎香	一名衝陽. 在禾髎上一寸, 鼻孔傍五分. 鍼入三分, 留三呼. 禁不可灸≪銅人≫
扶突	一名水穴. 在人迎後一寸五分≪銅人≫. 在氣舍後一寸五分≪綱目≫. 在曲頰下一寸, 仰而取之≪入門≫. 鍼入三分. 可灸三壯≪銅人≫
禾髎	一名長頻. 直鼻孔下挾水溝傍五分. 鍼入二分. 禁不可灸≪銅人≫

足陽明胃經

穴 名	解 說
厲兌	在足大指次指端外側, 去爪甲如韭葉. 足陽明脈之所出, 爲井. 鍼入一分, 可灸一壯《銅人》
內庭	在足大指次指外間陷中《銅人》. 在足次指與三指岐骨間陷中《入門》. 足陽明脈之所流, 爲滎. 鍼入三分, 留十呼. 可灸三壯《銅人》
陷谷	節後陷中, 去內庭二寸. 足陽明脈之所注, 爲腧. 鍼入三分, 留七呼. 可灸三壯《銅人》
衝陽	一名會原. 在足跗上五寸, 骨間動脈, 去陷谷二寸《銅人》. 在內庭上五寸, 骨間動脈《入門》. 在足跗上五寸, 陷者中, 搖足而得之《靈樞》. 足陽明脈之所過, 爲原. 鍼入五分, 留十呼. 可灸三壯《銅人》
解谿	在衝陽後一寸半, 腕上陷中《銅人》. 上衝陽一寸半陷者中《靈樞》. 在足腕上繫草鞋帶處, 去內庭上六寸半《入門》. 足陽明脈之所行, 爲經. 鍼入五分, 留五呼. 可灸三壯《銅人》
豊隆	在外踝上八寸下廉䯒骨外廉間陷中. 足陽明絡, 別走太陰. 鍼入三分, 可灸三壯《銅人》
下巨虛	一名下廉. 在上廉下三寸《銅人》. 在三里下六寸, 當擧足取之《入門》. 在上廉下三寸, 兩筋兩骨罅陷宛宛中, 蹲坐取之《資生》. 鍼入八分, 可灸三壯《銅人》
條口	在下廉上一寸, 上廉下一寸《銅人》. 在三里下五寸, 擧足取之《入門》. 鍼入三分禁不可灸《入門》
上巨虛	一名上廉. 在三里下三寸《銅人》. 在膝犢鼻下䯒外廉六寸, 擧足取之, 在三里下三寸, 兩筋兩骨罅陷宛宛中《資生》. 鍼入八分. 可灸三壯, 一云隨年數爲壯《銅人》
三里	在膝下三寸, 䯒骨外大筋內宛宛中《銅人》. 在膝下三寸陷中, 䯒骨外廉兩筋肉分間《內經》. 在犢鼻下三寸, 䯒骨外廉分肉間《入門》. 以手約膝取中指梢盡處, 是穴《得效》. 深則足跗陽脈不見, 按之太衝脈不動, 是正穴《資生》. 足陽明脈之所入, 爲合. 鍼入一寸. 可灸七壯(一云三壯)《銅人》. 明堂云人年三十以上, 若不灸三里, 令氣上衝目. 三里下三寸爲上廉, 復下三寸爲下廉, 大腸屬上廉, 小腸屬下廉, 足陽明胃脈也, 然則是大腸小腸, 皆屬於胃也《靈樞》. 點三里穴, 但按跗陽脈不應, 方是正穴《丹心》
犢鼻	在膝臏下. 䯒骨上, 骨解大筋中《銅人》. 膝臏下䯒挾罅大筋中《資生》. 在膝頭眼外側大筋陷中. 鍼入六分. 禁不可灸《入門》
梁丘	在膝上二寸兩筋間. 足陽明之郄. 鍼入三分. 可灸三壯《銅人》
陰市	一名陰鼎, 在膝上三寸, 伏兔下, 陷中《銅人》. 在膝內輔骨後大筋下小筋上, 屈膝得之《資生》. 在膝上當伏兔下行二寸, 臨膝取之《綱目》. 鍼入三分, 留七呼. 禁不可灸《銅人》
髀關	在膝上伏兔後, 交文中《銅人》. 在膝上伏兔後, 胯骨橫文中《入門》. 鍼入六分. 可灸三壯《銅人》
伏兔	一名外丘. 在膝上六寸起肉是, 一云在膝盖上七寸《銅人》. 在膝髕罅上六寸, 向裏, 正跪正坐而取之《入門》. 鍼入五分. 禁不可灸《銅人》
氣衝	一名氣街. 在歸來下鼠鼷上一寸, 動脈中《銅人》. 在腹臍下橫骨兩端鼠鼷上《資生》. 在天樞下八寸, 動脈《入門》. 可灸七壯. 禁不可鍼《銅人》
歸來	在水道下二寸《銅人》. 在天樞下七寸《入門》. 鍼入八分. 可灸五壯《銅人》
水道	在大巨下三寸, 天樞下五寸. 鍼入二寸五分. 可灸五壯《銅人》

大巨	在外陵下一寸. 鍼入五分, 可灸五壯≪銅人≫
外陵	在天樞下一寸. 鍼入八分, 可灸五壯≪銅人≫
天樞	一名長谿. 一名谷門. 大腸之募也. 在肓腧傍一寸五分, 挾臍二寸≪銅人≫. 魂魄之舍, 不可鍼. 合臍相去各三寸≪資生≫. 平臍傍各三寸≪入門≫. 鍼入八分, 留七呼. 可灸百壯≪銅人≫
滑肉門	在太一下一寸. 鍼入八分, 可灸五壯≪銅人≫
太一	在關門下一寸. 鍼入八分, 可灸五壯≪銅人≫
關門	在梁門下一寸. 鍼入八分, 可灸五壯≪銅人≫
梁門	在承滿下一寸. 鍼入八分. 可灸五壯≪銅人≫
承滿	在不容下一寸≪銅人≫. 挾巨闕兩傍各一寸半≪資生≫. 鍼入八分. 可灸五壯≪銅人≫
不容	在幽門傍相去各一寸五分≪銅人≫. 在幽門兩傍各一寸五分, 去任脈二寸, 直四肋端≪綱目≫. 平巨闕傍三寸, 挺身取之≪入門≫. 挾鳩尾, 當乳下三寸≪資生≫. 鍼入五分. 可灸五壯≪銅人≫
乳根	在乳中下一寸四分陷中, 仰而取之≪銅人≫. 在當乳下一寸六分, 入門資生並云一寸六分≪綱目≫. 鍼入三分. 可灸五壯≪銅人≫
乳中	當乳中是≪銅人≫. 卽乳頭上也≪入門≫. 鍼宜淺刺二分. 禁不可灸≪入門≫
膺窓	在屋翳下一寸六分. 鍼入三分. 可灸五壯≪銅人≫
屋翳	在庫房下一寸六分陷中, 仰而取之. 鍼入三分. 可灸五壯≪銅人≫
庫房	在氣戶下一寸六分陷中, 仰而取之. 鍼入三分. 可灸五壯≪銅人≫
氣戶	在巨骨下, 挾腧府兩傍相去各二寸陷中, 仰而取之. 鍼入三分. 可灸五壯≪銅人≫. 自氣戶至乳根六穴, 去膺中行各四寸, 適相去各一寸六分≪資生≫
缺盆	一名天盖. 在肩前橫骨陷中. 可灸三壯. 禁不可鍼≪銅人≫. 肩前廉六穴, 髃會極外, 肩髃次之, 缺盆極裏≪綱目≫
氣舍	在頸, 直人迎下, 挾天突傍, 陷中. 鍼入三分. 可灸三壯≪銅人≫
水突	一名水門. 在頸大筋前, 直人迎下. 鍼入三分. 可灸三壯≪銅人≫
人迎	一名五會. 在頸帶脈動應手, 挾結喉兩傍各一寸五分, 仰而取之. 以候五藏氣. 鍼入四分, 若過深則殺人. 禁不可灸≪銅人≫
大迎	在曲頷前一寸二分, 骨陷中動脈, 又以口下當兩肩取之. 鍼入三分, 留七呼. 可灸三壯≪銅人≫
地倉	一名胃維. 挾口吻傍四分外≪銅人≫. 如近下有脈微微動者是≪綱目≫. 鍼入三分, 留五呼. 日可灸二七壯, 至七七壯止. 艾炷若大, 口轉喎, 却灸承漿七七壯卽愈≪銅人≫
巨髎	在挾鼻孔傍八分, 直目瞳子. 鍼入三分. 可灸七壯≪銅人≫
四白	在目下一寸, 直目瞳子. 鍼入三分, 若鍼深令人目烏色. 可灸七壯≪銅人≫

承泣	在目下七分. 直目瞳子. 禁不宜鍼, 鍼之令人目烏色. 可灸三壯《銅人》
頰車	一名機關. 在耳下曲頰端近前陷中, 側臥開口取之《銅人》. 在耳下八分小近前曲頰端陷中, 開口有空《入門》. 鍼入四分, 得氣卽瀉. 可灸七壯, 至七七壯《銅人》
下關	在上關下《銅人》. 在客主人下(卽上關穴), 耳前動脈下廉《綱目》. 合口有空, 張口則閉, 宜側臥閉口取穴《入門》. 鍼入四分, 得氣卽瀉. 禁不可灸《銅人》. 側面部在耳前十二穴, 頭維居上, 禾膠客主人次之, 耳門又次, 之聽會又次之, 下關居下《綱目》
頭維	在額角入髮際本神傍一寸五分. 鍼入三分. 禁不可灸《銅人》

주)『東醫寶鑑』에서 足陽明胃經의 골도분촌은 天樞-氣衝를 8寸으로 한다.

足太陰脾經

穴名	解說
隱白	在足大指端內側去爪甲角如韭葉. 足太陰脈之所出, 爲井. 鍼入一分, 留三呼. 禁不可灸《銅人》
大都	在足大指內側本節後陷中《銅人》. 在本節內側白肉際《資生》. 足太陰脈之所流, 爲滎. 鍼入二分, 留七呼. 可灸三壯《靈樞》
太白	在足大指內側核骨下陷中. 足太陰脈之所注, 爲腧. 鍼入三分, 留七呼. 可灸三壯《銅人》
公孫	在足大指本節之後一寸《銅人》. 在太白後一寸陷中《入門》. 足太陰絡別, 走陽明. 鍼入四分, 可灸三壯《銅人》
商丘	在足內踝骨下微前陷中. 足太陰脈之所行, 爲經. 鍼入三分, 留七呼. 可灸三壯《銅人》
三陰交	在內踝上三寸骨下陷中《銅人》. 在骨後筋前《入門》. 足太陰·厥陰·少陰之會. 鍼入三分. 可灸三壯. 昔有, 宋·太子, 善醫術, 逢一孕婦, 診日, 是一女, 徐文伯, 診日, 此一男一女也. 太子性急欲剖視之, 文伯日, 臣請鍼之, 瀉足三陰交, 補手合谷. 應鍼而落果, 如文伯之言. 故姙娠不可刺《銅人》
漏谷	在內踝上六寸骨下陷中. 鍼入三分. 禁不可灸《銅人》
地機	一名脾舍. 在別走上一寸空中, 在膝下五寸. 足太陰之郄《銅人》. 在膝下五寸大骨後, 伸足取之《入門》 鍼入三分. 可灸三壯《銅人》
陰陵泉	在膝下內側輔骨下陷中, 伸足乃得之《銅人》. 在膝內側輔骨下陷中《資生》. 曲膝取之《入門》. 足太陰脈之所合. 鍼入五分, 留七呼. 禁不可灸《入門》
血海	在膝臏上內廉白肉際三寸《銅人》. 在膝臏上三寸內廉骨後筋前白肉際《入門》. 鍼入五分可灸三壯《銅人》
箕門	在魚腹上越筋間陰股內, 動脈應手《銅人》. 在股上起筋間《靈樞》. 在血海上六寸陰股內, 動脈應手筋間《入門》. 可灸三壯. 禁不可鍼《入門》
衝門	一名慈宮. 上去大橫五寸在, 府舍下橫骨兩端約文中動脈. 鍼入七分. 可灸五壯《銅人》
府舍	在腹結下二寸, 大橫下三寸. 足太陰·陰維·厥陰之會. 此三脈, 上下三入腹, 絡肝脾, 結心肺, 從脇上, 至肩. 此太陰郄, 三陰·陽明之別. 鍼入七分. 可灸五壯《銅人》
腹結	一名腸窟. 一名腹屈. 在大橫下三寸. 鍼入七分. 可灸五壯《銅人》
大橫	腹哀下一寸六分《銅人》. 平臍傍四寸半《入門》. 去章門合爲六寸《資生》. 鍼入七分. 可灸五壯《銅人》. 自期門至衝門, 去腹中行各當四寸半《資生》
腹哀	在日月下一寸六分. 鍼入三分. 禁不可灸《銅人》
食竇	在天谿下一寸六分陷中, 去臂取之. 鍼入四分. 可灸五壯《銅人》
天谿	在胸鄉下一寸六分陷中, 仰而取之. 鍼入四分. 可灸五壯《銅人》
胸鄉	在周榮下一寸六分陷中, 仰而取之. 鍼入四分. 可灸五壯《銅人》
周榮	在中府下一寸六分陷中, 仰而取之. 鍼入四分. 可灸五壯《銅人》
大包	在淵腋下三寸. 此脾之大絡, 包胸脇中, 出九肋間. 鍼入三分可灸三壯《銅人》. 雲門·中府·周榮·胸鄉·天谿·食竇六穴, 去膺中行各六寸六分《資生》

주)『東醫寶鑑』에서 足太陰脾經의 흉복부 유주는, 배에서는 任脈으로부터 4寸半, 가슴에서는 任脈으로부터 6寸6分 떨어져 있다.

手少陰心經

穴名	解說
少衝	一名經始. 在手小指端內側, 去爪甲角如韭葉, 手少陰脈之所出爲井. 鍼入一分. 可灸三壯≪銅人≫
少府	在手小指本節後陷中, 直勞宮, 手少陰脈之所流爲滎. 鍼入二分. 可灸五壯≪銅人≫
神門	一名兌衝, 一名中都. 在掌後銳骨之端動脈陷中, 手少陰脈之所注爲腧. 鍼入三分, 留七呼. 可灸七壯≪銅人≫. 內經言, 心臟堅固, 邪不能容, 故手少陰獨無輸. 其外經病而藏不病者, 獨取其經於掌後銳骨之端, 神門穴是也≪綱目≫
陰郄	在掌後脈中, 去腕五分≪銅人≫. 在掌後五分, 動脈中, 手少陰郄. 鍼入三分, 可灸七壯≪入門≫
通里	在腕後一寸, 手少陰絡別走太陽. 鍼入三分. 可灸三壯≪銅人≫
靈道	在掌後一寸五分, 手少陰脈之所行爲經. 鍼入三分. 可灸三壯≪銅人≫
少海	一名曲折, 在肘內廉節後陷中≪銅人≫. 在肘內大骨外去肘端五分≪綱目≫. 在肘內廉節後陷中, 動脈應手, 屈肘得之≪資生≫. 肘內廉橫紋頭盡處陷中, 曲手向頭取之≪入門≫. 手少陰脈之所入爲合. 鍼入三分. 可灸三壯≪銅人≫
靑靈	在肘上三寸, 伸肘擧臂取之. 可灸七壯. 禁不可鍼≪銅人≫
極泉	在臂內腋下筋間, 動脈入胸處. 鍼入三分. 可灸七壯≪銅人≫

手太陽小腸經

穴 名	解 說
少澤	一名少吉. 在手小指之端外側, 去爪甲角下如韭葉. 手太陽脈之所出, 爲井. 鍼入一分, 留二呼. 可灸一壯《銅人》
前谷	在手小指外側本節前陷中. 手太陽脈之所流, 爲滎. 鍼入一分, 留三呼. 可灸三壯 《銅人》
後谿	在手小指外側本節後陷中《銅人》. 本節後橫文尖盡處, 握掌取之《入門》. 手太陽脈之所注, 爲腧. 鍼入二分, 留三呼. 可灸三壯《銅人》
腕骨	在手外側腕前(臂下掌上節處, 曰腕)起骨下陷中《銅人》. 在掌後外側高骨下陷中, 握掌向內取之《入門》. 在手外側腕骨之前《靈樞》. 手太陽脈之所過, 爲原. 鍼入二分, 留三呼. 可灸三壯《銅人》
陽谷	在手外側腕中銳骨下陷中. 手太陽脈之所行, 爲經. 鍼入二分, 留三呼. 可灸三壯《銅人》
養老	在手踝骨上一空, 在腕後一寸陷中. 鍼入三分. 可灸三壯《銅人》
支正	在腕骨後五寸《銅人》. 在腕後五寸, 去養老四寸, 陷中《資生》. 手太陽絡, 別走少陰. 鍼入三分. 可灸三壯《銅人》
小海	在肘內大骨外去肘端五分陷中《銅人》. 屈手向頭取之, 又云屈肘得之《入門》. 手太陽脈之所入, 爲合. 鍼入二分. 可灸三壯《銅人》
肩貞	在肩曲胛上兩骨解間, 肩髃後陷中《銅人》. 在肩髃後兩骨罅間《入門》. 鍼入八分. 禁不可灸《入門》
臑俞	在肩髎後大骨下胛上廉陷中, 擧臂取之. 鍼入八分. 可灸三壯《銅人》
天宗	在秉風後大骨下陷中. 鍼入五分, 留六呼. 可灸三壯《銅人》
秉風	在天髎外肩上小髃骨後, 擧臂有空《銅人》. 在天宗前, 小髃後《入門》. 鍼入五分. 可灸五壯《銅人》
曲垣	在肩中央曲胛陷中, 按之應手痛. 鍼入五分. 可灸十壯《銅人》
肩外俞	在肩胛上廉去脊三寸陷中《銅人》. 去大杼傍三寸《入門》. 鍼入六分. 可灸三壯《銅人》
肩中俞	在肩胛內廉去脊二寸陷中《銅人》. 去大杼傍二村《入門》. 鍼入三分, 留七呼. 可灸十壯《銅人》. 肩後廉十二穴, 臑腧·肩貞極外, 天宗·曲垣次之, 外腧·中腧極裏《綱目》
天容	在耳下曲頰後《銅人》. 在頰車後陷中《入門》. 鍼入一寸. 可灸三壯《銅人》
天窓	一名窓籠. 在頸大筋前曲頰下挾扶突後, 動脈應手陷中《銅人》. 在完骨下髮際上頸上大筋處動脈陷中《入門》. 鍼入三分. 可灸三壯《銅人》
顴髎	在面頄骨下廉銳骨端陷中《銅人》. 在面頰銳骨端下廉陷中《入門》. 鍼入三分. 禁不可灸《銅人》
聽宮	在耳中珠子大如赤小豆《銅人》. 在耳前珠子傍《入門》. 鍼入三分. 可灸三壯《銅人》

足太陽膀胱經

穴名	解說
至陰	在足小指端外側, 去爪甲角如韭葉, 足太陽脈之所出爲井. 鍼入一分, 留五呼. 可灸三壯《銅人》
通谷	在足小指本節之前外側陷中, 足太陽脈之所流爲滎. 鍼入二分, 留五呼. 可灸三壯《銅人》
束骨	在足小指本節之後外側陷中, 足太陽脈之所注爲腧. 鍼入三分, 留五呼. 可灸三壯《銅人》
金門	一名關梁. 在足外踝下骨空陷中, 足太陽郄. 鍼入三分. 可灸三壯《銅人》
京骨	在足外側大骨下, 赤白肉際陷中, 按而取之, 足太陽脈之所過爲原. 鍼入三分, 留七呼. 可灸三壯《銅人》
申脈	在外踝下陷中, 容爪甲白肉際《銅人》. 在外踝下五分《資生》. 陽蹻脈所生. 鍼入三分. 禁不可灸《銅人》
僕參	一名安邪. 在足後跟骨下陷中, 拱足得之. 鍼入三分. 可灸七壯《銅人》
崑崙	在足外踝後跟骨上陷中《銅人》. 在跟骨上陷中細脈動應手《資生》. 在外踝下一寸大筋下《資生》. 足太陽脈之所行爲經. 鍼入五分, 留十呼. 可灸五壯《靈樞》
付陽	在外踝上三寸飛陽下《銅人》. 陽蹻之郄太陽前少陽後筋骨間《綱目》. 鍼入五分, 留七呼. 可灸三壯《銅人》
飛揚	一名厥陽. 在外踝上七寸骨後. 鍼入五分. 可灸三壯《銅人》
承山	一名魚腹. 一名腸山. 一名肉柱. 在銳腨腸下分肉間陷中《銅人》. 在腨股分肉間拱足擧地一尺取之《入門》. 在腿肚下分肉間《資生》. 鍼入七分. 可灸五壯《銅人》
承筋	一名腨腸. 一名直腸. 在腨腸中央《銅人》. 在脛後腨股中央從脚跟上七寸《入門》. 可灸三壯. 禁不可鍼《入門》
合陽	在膝約文中央下三寸(一云二寸). 在直委中下一寸《入門》. 鍼入五分. 可灸五壯《銅人》
委中	在膕中央約文中動脈陷中《銅人》. 在膝腕內膕橫紋中央動脈《入門》. 委中者, 血郄也. 在膕中央, 可出血, 痼疹皆愈《資生》. 在曲䐐內兩筋兩骨中宛宛. 又云, 膝解後曲䐐中背面取之《資生》. 又於四畔紫脈上去血如藤塊者, 不可出血, 血不止令人夭《綱目》. 宜鍼入一寸半(一云五分), 留七呼. 禁不可灸《綱目》
委陽	在承扶下六寸, 屈伸取之《銅人》. 三焦下輔腧也. 在足太陽後出於膕中外廉兩筋間《資生》. 在膝腕橫文尖外廉兩筋間, 委中外二寸, 屈伸取之《入門》. 鍼入七分. 可灸三壯《銅人》. 銅人云, 委陽, 在足太陽前, 少陽之後, 出于膕中, 外廉兩筋, 間承扶下六寸, 此足太陽之別絡, 手少陽經也. 以今經文考之, 當云一尺六寸. 又按經文, 取委陽者, 屈伸而索之, 取陽陵泉者, 正竪膝與之齊下至委陽之前取之. 是知委者, 曲也. 委中, 卽兩膕之中央. 委陽, 卽曲䐐之陽分, 約文之盡處兩筋間, 推其分野, 則正當太陽少陽之間, 內外廉之界. 故曰, 太陽之前少陽之後膕中外廉也. 其穴正在約文兩筋之間, 只正膝與之齊, 陽陵泉正對其穴, 當爲一尺六寸, 無疑矣《綱目》
浮郄	在委陽上一寸, 展膝得之. 鍼入五分. 可灸三壯《銅人》
殷門	在承扶下六寸. 鍼入五分, 留七呼. 禁不可灸《銅人》
承扶	一名肉郄. 一名陰關. 一名皮部. 在尻股臀下股陰衝上, 約文中央《銅人》. 在尻臀下陰股上, 橫紋中《入門》. 鍼入五分. 禁不可灸《入門》

秩邊	在第二十椎下兩傍相去各三寸陷中, 伏而取之. 鍼入五分. 可灸三壯≪銅人≫. 挾脊四寸, 是除脊則各一寸半也, 大杼下諸穴, 皆當除脊骨一寸, 則兩傍相去各一寸五分爲正, 大凡脊骨廣一寸, 當除之≪資生≫
胞肓	在第十九椎下兩傍相去各三寸, 伏而取之. 鍼入五分. 可灸五七壯≪銅人≫
志室	在第十四椎下兩傍相去各三寸陷中. 鍼入五分. 可灸五壯≪銅人≫
肓門	在第十三椎下兩傍相去各三寸, 右肋間, 與鳩尾相直. 鍼入五分. 可灸三十壯≪銅人≫
胃倉	在第十二椎下兩傍相去各三寸. 鍼入五分. 可灸五七壯≪銅人≫
意舍	在第十一椎下兩傍相去各三寸陷中, 正坐取之. 鍼入五分可. 灸五壯至百壯止≪銅人≫
陽綱	在第十椎下兩傍相去各三寸陷中, 正坐取之. 鍼入五分. 可灸五壯≪銅人≫
魂門	在第九椎下兩傍相去各三寸陷中, 正坐取之. 鍼入五分. 可灸五壯≪銅人≫
膈關	在第七椎下兩傍相去各三寸陷中, 正坐取之. 鍼入五分. 可灸五壯≪銅人≫
譩譆	在肩髆內廉第六椎下兩傍相去各三寸, 正坐取之. 以手重按之, 病者言譩譆, 是穴也≪銅人≫. 在髆內廉, 以手厭之, 令病人抱肘作譩譆之聲, 則指下動矣≪入門≫. 鍼入六分, 留三呼四五吸. 可灸二七壯止一百壯止≪銅人≫
神堂	在第五椎下兩傍相去各三寸陷中, 正坐取之. 鍼入三分. 可灸五壯≪銅人≫
膏肓腧	在第四椎下兩傍相去各三寸(取穴法詳見下). 可灸百壯至五百壯, 若能用心得正穴灸之, 無疾不愈≪銅人≫. 千金方於諸穴治病各分主之, 獨於膏肓三里湧泉, 特云治雜病, 盖是三穴, 無所不治也≪資生≫
魄戸	一名魂戸. 在第三椎下兩傍相去各三寸, 正坐取之≪銅人≫. 在三節外三寸≪入門≫. 鍼入五分. 可灸五壯, 一云可灸七壯至百壯≪綱目≫
附分	在第二椎下附項內廉兩傍相去各三寸≪銅人≫. 出第二節外三寸附項內廉陷中正坐取之≪入門≫. 鍼入五分, 得氣卽瀉. 日可灸七壯至百壯≪銅人≫
會陽	一名利機. 在陰尾骶骨兩傍≪銅人≫. 在陰尾骨外各開一寸半≪入門≫. 鍼入八分, 可灸五壯≪銅人≫
下髎	在第四空挾脊陷中. 鍼入二寸, 留十呼. 可灸三壯≪入門≫. 嘗見死人骸, 腰脊骨盡處, 有一骨, 廣如人面大, 而四穴分兩行, 了然通透, 乃是八髎穴也≪俗方≫
中髎	在第三空挾脊陷中鍼入二寸留十呼可灸三壯≪入門≫
次髎	在第二空脊挾陷中鍼入二寸可灸三壯≪入門≫
上髎	在第一空腰髁下一寸挾脊陷中≪銅人≫. 在腰髁骨下第一空, 挾脊兩傍陷中, 餘三髎少斜, 上濶下俠. 鍼入一寸. 可灸七壯≪入門≫
白環俞	在第二十一椎下兩傍相去各一寸五分≪銅人≫. 取如腰戸法, 挺杖伏地端身, 兩手相重支額, 縱息令皮膚俱緩, 乃得其穴≪綱目≫. 鍼入八分, 得氣先瀉後補. 禁不可灸≪銅人≫
中膂內腧	一名脊內腧. 第二十椎下兩傍相去各一寸五分, 挾脊起肉間, 伏而取之. 鍼入三分, 留十呼可. 灸三壯≪銅人≫
膀胱腧	在第十九椎下兩傍相去各一寸五分. 鍼入三分, 留六呼. 可灸三壯≪銅人≫

小腸腧	在第十八椎下兩傍相去各一寸五分. 鍼入三分, 留六呼. 可灸三壯≪銅人≫
大腸腧	在第十六椎下兩傍相去各一寸五分. 鍼入三分, 留六呼. 可灸三壯≪銅人≫
腎腧	在第十四椎下兩傍相去各一寸五分, 與臍相對. 鍼入三分, 留七呼. 可灸隨年爲壯≪銅人≫
三焦腧	在第十三椎下兩傍相去各一寸五分. 鍼入五分, 留七呼. 可灸三壯≪銅人≫
胃腧	在第十二椎下兩傍相去各一寸五分. 鍼入三分, 留七呼. 可灸隨年爲壯數≪銅人≫
脾腧	在第十一椎下兩傍相去各一寸五分. 鍼入三分, 留七呼. 可灸七壯≪銅人≫
膽腧	在第十椎下兩傍相去各一寸五分. 正坐取之. 鍼入五分. 可灸三壯≪銅人≫
肝腧	在第九椎下兩傍相去各一寸五分. 鍼入三分, 留六呼. 可灸三壯≪銅人≫
膈腧	在第七椎下兩傍相去各一寸五分. 鍼入三分, 留七呼. 可灸三壯≪銅人≫
心腧	在第五椎下兩傍相去各一寸五分. 鍼入三分, 留七呼, 得氣卽瀉. 禁不可灸≪銅人≫
厥陰腧	在第四椎下兩傍相去各一寸五分. 鍼入三分可灸七壯≪銅人≫
肺腧	在第三椎下兩傍相去各一寸五分≪銅人≫. 肺腧與乳相對, 引繩度之≪資生≫. 以搭手, 左取右, 右取左, 當中指末是穴. 鍼入五分, 留七呼. 可灸一百壯≪銅人≫
風門	一名熱府. 在第二椎下兩傍相去各一寸五分. 鍼入五分, 留七呼. 可灸五壯. 今附云, 若頻刺, 泄諸陽熱氣, 背永不發癰疽≪銅人≫
大杼	在第一椎下兩傍相去各一寸五分. 鍼入五分. 可灸七壯.·一云禁灸≪銅人≫
天柱	在挾項後髮際大筋外廉陷中≪銅人≫. 在頸大筋外挾後髮際陷中. 鍼入五分. 可灸三壯≪入門≫
玉枕	在絡却後一寸五分. 挾腦戶傍一寸三分. 起肉枕骨上入, 髮際上三寸. 可灸三壯. 禁不可鍼≪銅人≫
絡却	一名强陽. 又名腦蓋. 在通天後一寸五分. 可灸三壯. 禁不可鍼≪銅人≫
通天	一名天伯在承光後一寸五分. 鍼入三分, 留七呼. 可灸三壯≪銅人≫
承光	在五處後一寸五分. 鍼入三分. 禁不可灸≪銅人≫
五處	在上星傍一寸五分. 鍼入三分, 留七呼. 可灸三壯≪銅人≫
曲差	入前髮際在挾神庭傍一寸五分. 鍼入二分. 可灸三壯≪銅人≫
攢竹	一名始光. 一名光明. 一名圓柱. 在兩眉頭陷中. 鍼入一分, 留三呼瀉五吸. 禁不可灸. 宜以細三稜鍼刺之, 宣泄熱氣, 三度刺, 目大明≪銅人≫
睛明	一名淚孔. 在目內眥頭外一分≪銅人≫. 在目內眥紅肉陷中≪入門≫. 鍼入一寸五分, 留三呼. 禁不可灸≪銅人≫. 明堂云, 鍼入一分半. 蓋面部宜淺刺, 是一分半爲正, 銅人誤也≪資生≫

足少陰腎經

穴名	解說
涌泉	在足陷中屈足卷指宛宛中≪銅人≫. 涌泉者足心也跪而取之≪靈樞≫. 在脚心底宛中白肉際≪資生≫. 在脚掌中心≪入門≫. 足少陰脈之所出爲井. 鍼入三分, 留七呼. 禁不可灸. 若灸廢人行動≪資生≫
然谷	一名龍淵. 在足內踝前起大骨下陷中≪銅人≫. 然谷者, 然骨之下者≪靈樞≫. 在內踝前直下一寸≪資生≫. 足少陰脈之所流爲滎. 鍼入三分, 留三呼, 不宜見血, 刺之多見血, 使人立飢欲食. 可灸三壯≪靈樞≫
太谿	一名呂細. 在足內踝後跟骨上, 動脈陷中≪銅人≫. 在內踝後五分跟骨間, 動脈陷中≪入門≫. 足少陰脈之所注爲腧. 鍼入三分, 留七呼, 可灸三壯. 凡人病, 有此脈則生, 無則死≪銅人≫
太鍾	在足跟後衝中, 太谿下五分, 足少陰絡別走太陽. 鍼入二分, 留七呼. 可灸三壯≪銅人≫
照海	在足內踝下容爪甲, 陰蹻脈所生≪銅人≫. 令患人穩坐足底相對, 赤白肉際陷中≪綱目≫. 在內踝下四分微前小骨下≪入門≫. 鍼入三分. 可灸七壯≪銅人≫
水泉	去太谿下一寸, 在內踝下. 足少陰郄. 鍼入四分. 可灸五壯≪銅人≫
復溜	一名伏白. 一名昌陽. 在足內踝上二寸筋骨陷中≪銅人≫. 在內踝後上二寸, 動脈中≪入門≫. 上內踝二寸, 動而不休≪靈樞≫. 足少陰脈之所行爲經. 鍼入三分, 留三呼. 可灸五壯≪銅人≫
交信	在足內踝上二寸少陰前太陰後廉前筋骨間腨. 陰蹻之郄也≪銅人≫. 在內踝上二寸復溜前三陰交後, 筋骨間陷中≪入門≫. 鍼入四分, 留五呼. 可灸三壯≪銅人≫
築賓	在內踝上三寸腨分中. 陰維之郄≪銅人≫. 在骨後大筋上小筋下, 屈膝取之. 鍼入三分. 可灸五壯≪入門≫
陰谷	在膝內輔骨後大筋下小筋上≪銅人≫. 在輔骨之後大筋之下小筋之上, 有動脈按之應手, 屈膝而得之≪靈樞≫. 足少陰脈之所入爲合. 鍼入三分, 留七呼. 可灸三壯≪銅人≫
橫骨	一名下極. 在大赫下一寸≪銅人≫. 在橫骨中央宛曲如仰月陷中曲骨外一寸半≪入門≫. 可灸三壯. 禁不可鍼≪銅人≫
大赫	一名陰維. 一名陰關. 在氣穴下一寸. 鍼入三分, 可灸五壯≪銅人≫
氣穴	一名胞門. 一名子戶. 在四滿下一寸. 鍼入三分, 可灸五壯≪銅人≫
四滿	一名髓府. 在中注下一寸≪銅人≫. 挾丹田傍一寸半. 又云在心下八寸臍下橫文是穴≪資生≫. 鍼入一寸. 可灸五壯≪入門≫
中注	在肓腧下一寸. 鍼入一寸. 可灸五壯≪銅人≫
肓腧	在商曲下一寸去臍傍五分≪銅人≫. 去臍傍各一寸半≪資生≫. 平神闕外一寸半爲正≪入門≫. 鍼入一寸. 可灸五壯≪銅人≫
商谷	在石關下一寸. 鍼入一寸. 可灸五壯≪銅人≫
石關	在陰都下一寸. 鍼入一寸. 可灸三壯≪銅人≫
陰都	一名食宮. 在通谷下一寸. 鍼入一寸. 可灸三壯≪銅人≫

通谷	在幽門下一寸≪銅人≫. 在上脘傍≪資生≫. 鍼入五分. 可灸五壯≪銅人≫
幽門	一名上門. 在巨闕傍相去各五分≪銅人≫. 平巨厥外一寸半≪入門≫. 幽門挾巨厥一寸半. 四滿在丹田一寸半當以一寸半爲正. 幽門至橫骨去腹中行皆當爲一寸半≪資生≫. 鍼入五分. 可灸五壯≪銅人≫
步郞	在神封下一寸六分陷中, 仰而取之≪銅人≫. 去中庭外二寸≪入門≫. 鍼入二分. 可灸五壯≪銅人≫
神封	在靈墟下一寸六分陷中, 仰而取之. 鍼入三分. 可灸五壯≪銅人≫
靈墟	在神藏下一寸六分陷中, 仰而取之. 鍼入三分. 可灸五壯≪銅人≫
神藏	在彧中下一寸六分陷中, 仰而取之. 鍼入三分. 可灸五壯≪銅人≫
彧中	在腧府下一寸六分陷中, 仰而取之. 鍼入四分. 可灸五壯≪銅人≫
腧府	一名輸府. 在巨骨下璇璣傍各二寸陷中, 仰而取之. 鍼入三分. 可灸五壯≪銅人≫

手厥陰心包經

穴名	解說
中衝	在手中指之端去爪甲如韭葉陷中手. 厥陰脈之所生爲井. 鍼入一分, 留三呼. 可灸一壯≪靈樞≫
勞宮	一名五里. 一名掌中. 在掌中央, 屈無名指取之≪銅人≫. 在掌中央橫文, 動脈中≪綱目≫. 在手掌橫文中心, 屈中指取之≪入門≫. 手厥陰脈之所流爲滎. 鍼入三分, 留六呼. 可灸三壯≪銅人≫. 只一度鍼過, 兩度令人虛. 不可灸屈中指爲是屈無名指者非也≪資生≫
大陵	在掌後兩筋間陷中≪銅人≫. 在掌後橫文兩筋兩骨陷中≪入門≫. 手厥陰脈之所注爲腧鍼入五分可灸三壯≪銅人≫
內關	在掌後去腕二寸≪銅人≫. 在大陵後二寸≪入門≫. 在兩筋間手心主絡別走少陽≪綱目≫. 鍼入三分可灸三壯≪銅人≫
間使	在掌後三寸, 兩筋間陷中≪銅人≫. 在大陵後三寸, 又云去腕三寸≪入門≫. 手厥陰脈之所行爲經. 鍼入三分. 可灸五壯≪銅人≫. 靈樞云, 在兩筋之間, 三寸之中也, 有過則至, 無過則止. 註云, 其穴有大絡爲限. 故入絡過腧, 掌後正勞宮後三寸, 寸止處是穴. 故曰, 有過則至, 無過則止≪綱目≫
郄門	在掌後去腕五寸. 一云, 大陵後五寸. 手厥陰郄. 鍼入三分. 可灸五壯≪銅人≫
曲澤	在肘內廉下陷中, 屈肘得之≪銅人≫. 在肘腕內橫文中央動脈, 曲肘取之≪入門≫. 手厥陰脈之所入爲合. 鍼入三分, 留七呼. 可灸三壯≪銅人≫
天泉	一名天濕. 在曲腋下去臂二寸, 舉臂取之. 鍼入三分. 可灸三壯≪銅人≫
天池	一名天會. 在腋下乳後一寸, 着脇直腋撅肋間≪銅人≫. 在乳後一寸, 腋下三寸≪綱目≫. 在乳外二寸側脇陷中≪入門≫. 鍼入三分. 可灸三壯≪銅人≫

手少陽三焦經

穴名	解說
關衝	在手小指次指之端外側去爪甲角如韭葉握卷取之. 手少陽脈之所出爲井. 鍼入一分, 留三呼. 可灸一壯≪銅人≫
液門	在手小指次指間本節前陷中手少陽脈之所流爲滎握卷取之. 鍼入二分, 留三呼. 可灸一壯≪銅人≫
中渚	在手小指次指本節後間陷中液門下一寸握掌取之. 手少陽脈之所注爲腧. 鍼入二分, 留三呼. 可灸三壯≪銅人≫
陽池	一名別陽在手表腕上陷中≪銅人≫. 在手掌背橫文陷中. 手少陽脈之所過爲原. 鍼入二分, 留三呼. 禁不可灸≪銅人≫
外關	在腕後二寸陷中在陽池後二寸. 手少陽絡別走心主. 鍼入三分, 留七呼. 可灸三壯≪銅人≫
支溝	腕後三寸兩骨之間陷中, 陽池後三寸≪銅人≫. 在腕後臂外三寸≪資生≫. 手少陽脈之所行爲經. 鍼入三分, 留七呼. 可灸二七壯≪銅人≫
會宗	在腕後三寸空中一寸≪銅人≫. 在支溝外傍一寸空中≪入門≫. 鍼入三分. 可灸三壯≪銅人≫
三陽絡	在臂上大交脈支溝上一寸≪銅人≫. 在陽池後四寸≪入門≫. 在肘前五寸外廉陷中≪資生≫. 可灸七壯. 禁不可鍼≪銅人≫
四瀆	在肘前六寸外廉陷中鍼入六分留七呼可灸三壯≪銅人≫
天井	在肘外大骨之後肘上一寸陷中≪銅人≫. 在曲肘後一寸, 又手按膝頭取之兩筋骨罅中又云肘後兩筋間, 屈肘乃得之≪資生≫. 手少陽脈之所入爲合≪銅人≫. 鍼入一寸, 留七呼. 可灸三壯≪靈樞≫
淸冷淵	在肘上二寸伸肘擧取之. 鍼入三分. 可灸三壯≪銅人≫
消濼	在肩下臂外間腋斜肘分下行. 鍼入六分. 可灸三壯≪銅人≫
臑會	一名臑髎在肩前廉去肩頭三寸宛宛中. 鍼入七分, 留十呼. 可灸七壯≪銅人≫
肩髎	在肩端臑上陷中擧臂取之≪銅人≫. 在肩端外陷臑會上斜≪入門≫. 鍼入七分. 可灸三壯≪銅人≫
天髎	在肩缺盆中上毖骨之際陷中. 鍼入八分可灸五壯≪銅人≫. 肩上廉十穴, 肩髎極外, 巨骨次之, 肩井又次之, 秉風又次之, 天髎極在裏≪綱目≫
天牖	在頸大筋前, 缺盆上, 天容後, 天柱前, 完骨下, 髮際上一寸陷中≪銅人≫. 在耳下頸大筋外髮際上一寸≪入門≫. 鍼入一寸, 留七呼. 禁不宜灸, 若灸之, 面腫眼合. 先取譩譆, 後鍼天牖風池, 其病卽差≪銅人≫
翳風	在耳珠後尖角陷中. 按之引耳中痛. 鍼入七分. 可灸七壯≪銅人≫
瘈脈	一名資脈. 在耳本後, 鷄足靑絡脈, 刺出血如豆汁. 鍼入一分, 禁不可灸≪銅人≫
顱息	一名顱顖. 在耳後間靑絡脈≪銅人≫. 在耳後上靑脈間≪入門≫. 可灸七壯. 禁不可鍼≪銅人≫
絲竹空	一名目髎. 在眉後陷中≪銅人≫. 在眉尾骨後陷中≪入門≫. 鍼入三分, 留三呼. 禁不可灸, 不幸使人目小又令人目無所見≪銅人≫
角孫	在耳郭中間上, 開口有空≪銅人≫. 在耳郭上中間髮際下≪入門≫. 可灸三壯. 禁不可鍼≪入門≫
和髎	在耳門前銳髮下陷中, 橫動脈. 鍼入三分. 禁不可灸≪銅人≫
耳門	在耳前起肉當耳中缺者. 鍼入三分, 留三呼. 可灸三壯≪銅人≫

足少陽膽經

穴名	解說
竅陰	在足小指次指端外側去爪甲角如韭葉足少陽脈之所出爲井. 鍼入一分, 留三呼. 可灸三壯≪銅人≫
俠谿	在足小指次指歧骨間本節前陷中足少陽脈之所流爲滎. 鍼入二分, 留三呼. 可灸三壯≪銅人≫
地五會	在足小指次指本節之後陷中, 去俠谿一寸. 鍼入二分. 不可灸, 灸則使羸瘦不出三年卒≪銅人≫
臨泣	在足小指次指本節後間, 去俠谿一寸半陷中足少陽脈之所注爲腧. 鍼入三分, 留三呼. 可灸三壯≪銅人≫
丘墟	在足外踝下微前陷中, 去臨泣三寸足少陽脈之所過爲原. 鍼入五分, 留七呼. 可灸三壯≪銅人≫
懸鍾	一名絕骨. 在足外踝上三寸, 動脈中足, 三陽之大絡, 按之陽明脈絕乃取之. 鍼入六分, 留七呼. 可灸三壯≪銅人≫
陽輔	在足外踝上四寸輔骨前絕骨端如前三分, 去丘墟七寸, 足少陽脈之所行爲經. 鍼入五分, 留七呼. 可灸三壯≪銅人≫
光明	在足外踝上五寸足少陽絡別走厥陰. 鍼入六分, 留七呼. 可灸五壯≪銅人≫
外丘	在足外踝上七寸骨陷中. 足少陽郄. 鍼入三分, 可灸三壯≪銅人≫
陽交	一名別陽. 一名足髎. 在外踝上七寸斜屬三陽分肉之間. 鍼入六分, 留七呼. 可灸三壯≪銅人≫
陽陵泉	在膝下一寸外廉陷中伸而得之≪銅人≫. 在膝下外尖骨前≪資生≫. 在膝品骨下一寸外廉兩骨陷中蹲坐取之. 足少陽脈之所入爲合. 鍼入六分, 留十呼, 得氣卽瀉. 可灸七壯至七七壯≪銅人≫
陽關	一名關陽. 一名關陵. 在陽陵泉上三寸犢鼻外陷中. 鍼入五分. 禁不可灸≪銅人≫
中瀆	在髀骨外膝上五寸分肉間陷中. 鍼入五分, 留七呼. 禁不可灸≪銅人≫
風市	在膝上外廉兩筋中正立以兩手着腿中指盡處是穴≪入門≫. 在膝上外廉五寸≪得效≫. 鍼入五分, 可灸五壯≪入門≫
環跳	在髀樞中側臥伸下足屈上足取之≪銅人≫. 在髀樞碾子骨(一作硯子)後宛宛中≪入門≫. 鍼入一寸, 留十呼. 可灸五十壯≪銅人≫
居髎	在章門下八寸三分監骨上陷中. 鍼入八分. 可灸三壯≪銅人≫
維道	在章門下五寸三分. 鍼入八分. 可灸三壯≪銅人≫
五樞	在帶脈下三寸水道傍一寸五分陷中. 鍼入一寸. 可灸五壯≪銅人≫
帶脈	在季肋端一寸八分. 鍼入六分. 可灸五壯≪銅人≫
京門	腎之募也. 一名氣府. 一名氣腧. 在監骨下腰中挾脊季肋本. 鍼入八分, 留十呼. 可灸三壯≪銅人≫
日月	膽之募也. 一名神光. 在期門下五分陷中直乳第二肋下≪銅人≫. 在乳下三肋端≪入門≫. 鍼入七分. 可灸五壯≪銅人≫
輒筋	在腋下三寸腹前行一寸着脇≪銅人≫. 在淵腋前一寸≪入門≫. 鍼入六分. 可灸三壯≪銅人≫
淵腋	在側腋下三寸宛宛中擧臂取之. 鍼入三分 禁不可灸≪銅人≫

肩井	一名髆井. 在肩上陷罅中缺盆上大骨前一寸半, 以三指按取之當中指下陷中是. 可灸七壯. 禁不宜鍼≪銅人≫
風池	在顚顬(卽腦空穴)後髮際陷中≪銅人≫. 在耳後一寸半橫挾風府≪入門≫. 鍼入三分留七呼可灸七壯≪銅人≫
腦空	一名顳顬在承靈後一寸半挾玉枕骨下陷中≪銅人≫. 挾玉枕傍枕骨下陷中搖耳有空≪入門≫. 鍼入五分得氣卽瀉可灸三壯. 曹魏公苦患頭風目眩華佗鍼此穴卽愈≪銅人≫
承靈	在正營後一寸五分. 鍼入三分. 可灸五壯≪銅人≫
正營	在目窓後一寸. 鍼入三分. 可灸五壯≪銅人≫
目窓	一名至榮. 在臨泣後一寸鍼入三分可灸五壯今附三度刺目大明≪銅人≫
臨泣	在當目直上入髮際五分鍼入三分留七呼禁不可灸≪銅人≫
陽白	在眉上一寸直目瞳子鍼入二分可灸三壯≪銅人≫
本神	在曲差傍一寸五分直耳上≪銅人≫. 在臨泣外一寸半≪入門≫. 鍼入三分可灸七壯≪銅人≫
完骨	在耳後入髮際四分. 鍼入三分. 可灸七壯≪銅人≫
竅陰	在完骨上枕骨下搖耳有空. 鍼入三分. 可灸七壯≪銅人≫. 側頭部在耳後者十二穴翳風帖耳瘈脈次之顱息又次之完骨又次之浮白最後竅陰又居浮白之上≪銅人≫
浮白	在耳後入髮際一寸. 鍼入三分 可灸七壯≪銅人≫
角孫	在耳郭中間上開口有空. 鍼入三分. 可灸三壯. 側頭部在耳上者六穴, 率谷最上, 天衝次之, 角孫最下≪銅人≫
天衝	在耳上如前三分承靈後一寸半. 鍼入三分. 可灸七壯≪銅人≫
率谷	在耳上入髮際一寸五分. 鍼入三分. 可灸三壯≪銅人≫
曲鬢	在耳上入髮際曲隅陷中鼓頷有空≪銅人≫. 以耳掩前尖處是穴≪入門≫. 在耳上將耳掩前正尖上是穴≪資生≫. 鍼入三分. 可灸七壯≪銅人≫. 側頭部在耳前者八穴, 頷厭在腦空上廉, 懸顱在腦空中廉, 懸釐在腦空下廉, 皆直頭角上至耳前, 曲鬢又在懸釐之後≪綱目≫
懸釐	在曲周上顳顬下廉≪銅人≫. 從額斜上頭角下陷≪入門≫. 鍼入三分, 留三呼. 可灸三壯≪銅人≫
懸顱	在曲周上顳顬中≪銅人≫. 斜上額角中在懸釐間≪入門≫. 鍼入三分. 可灸三壯≪銅人≫
頷厭	在曲周下顳顬上廉≪銅人≫. 對耳額角外≪入門≫. 在曲角下腦空之上上廉曲周皆當作曲角≪資生≫. 鍼入五分, 留七呼. 可灸三壯≪銅人≫
客主人	一名上關. 在耳前上廉起骨開口有空動脈宛宛中. 可灸七壯. 禁不可鍼. 若鍼必須側臥張口取之, 禁不可鍼深. 問曰, 何以不得鍼深. 曰, 上關若刺深, 令人欠而不得㰦下關若久留鍼, 卽㰦而不得欠牙關急, 是故上關不得刺深, 下關不得久留鍼也≪銅人≫
聽會	一名听呵. 一名後關. 在耳珠微前陷中開口有空≪銅人≫. 在上關下一寸動脈宛宛中張口得之≪綱目≫. 鍼入三分, 留三呼. 可灸五壯至二七壯≪銅人≫
瞳子髎	一名太陽. 一名前關. 在目外眥去眥五分. 鍼入三分. 禁不可灸≪銅人≫

足厥陰肝經

穴名	解說
大敦	在足大指端去爪甲如韭葉後三毛中≪入門≫. 在足大指聚毛中≪資生≫. 足厥陰脈之所生爲井. 鍼入三分, 留六呼. 可灸三壯≪銅人≫
行間	在足大指間動脈應手≪銅人≫. 在大指次指岐骨間動脈陷中≪入門≫. 足厥陰脈之所流爲滎. 鍼入六分, 留十呼. 可灸三壯≪銅人≫
太衝	在足大指本節後一寸動脈中≪銅人≫. 在足大指間本節後二寸動脈應手≪資生≫. 在行間上二寸≪靈樞≫. 足厥陰脈之所注爲兪. 鍼入三分, 留十呼. 可灸三壯≪銅人≫
中封	一名懸泉. 在足內踝前一寸陷中≪銅人≫. 在內踝前一寸斜行小脈上≪資生≫. 足厥陰脈之所行爲經, 仰足取之≪靈樞≫. 鍼入四分, 留七呼. 可灸三壯≪銅人≫. 在內踝之前一寸半陷者之中, 使逆則宛, 使和則通. 搖足而得之其穴, 使足逆仰則穴有宛陷可定鍼, 使手足和其穴有巷道可通, 故曰, 使逆則宛, 使和則通也≪靈樞≫
蠡溝	一名交儀. 在足內踝上五寸. 足厥陰絡別走少陽. ,鍼入二分, 留三呼. 可灸三壯≪銅人≫
中都	一名中郄. 在內踝上七寸脛骨中. 與少陰相直. 鍼入三分. 可灸五壯≪銅人≫
膝關	在犢鼻下二寸傍陷中向裏. 鍼入四分. 可灸五壯≪銅人≫
曲泉	在膝內輔骨下大筋上小筋下陷中, 屈膝取之≪銅人≫. 在輔骨下橫文尖陷中≪入門≫. 正膝屈內外兩筋間宛宛中. 又云, 在膝曲橫文頭≪資生≫. 足厥陰脈之所入爲合. 鍼入六分, 留十呼. 可灸三壯≪銅人≫
陰包	一名陰胞. 在膝上四寸股內廉兩筋間. 鍼入六分. 可灸三壯≪銅人≫
五里	在氣衝下三寸陰股中, 動脈應手. 鍼入六分. 可灸五壯≪銅人≫
陰廉	在羊矢下去氣衝二寸, 動脈中. 鍼入八分留, 七呼可. 灸三壯. 若未經生産婦人可灸卽有子≪銅人≫. 羊矢二穴, 在氣衝外一寸≪入門≫
章門	脾之募也. 一名長平. 一名脇髎. 在大橫外直臍傍≪銅人≫. 在臍上二寸橫取六寸側脇季肋端陷中≪入門≫. 直臍季肋端, 側臥屈上足伸下足擧臂取之≪綱目≫. 在臍上二寸兩傍九寸≪資生≫. 鍼入六分. 可灸一百壯≪銅人≫
期門	肝之募也. 在不容傍一寸五分直兩乳下第二肋端≪銅人≫. 直兩乳下第二肋端傍一寸半. 又云, 乳直下一寸半≪資生≫. 令人仰臥從臍心正中向上五寸以墨點定從墨點兩邊橫量各二寸半此乃正穴. 大約直兩乳爲的用同身寸≪類聚≫

督脈

穴名	解說
素髎	一名面正. 在鼻柱上端. 一云準頭. 鍼入三分. 禁不可灸《銅人》
水溝	一名人中. 在鼻柱下人中中直脣取之. 鍼入三分, 留五呼. 可灸三壯. 風水面腫, 鍼此穴卽愈《銅人》
兌端	在脣上端. 一云在上脣中央尖尖上. 鍼入三分, 留六呼. 可灸三壯《銅人》
齗交	在脣內齒上齗縫筋中《銅人》. 在脣內齒上縫中央《入門》. 鍼入三分. 可灸三壯《入門》
神庭	在額前直鼻上入髮際五分可. 灸七壯. 禁不可鍼《入門》
上星	在神庭後入髮際一寸《銅人》. 在額顱上鼻直中入髮際一寸陷中容豆是穴也. 鍼入二分, 留十呼. 可灸三壯, 不宜多灸《銅人》
顖會	在上星後一寸陷者中. 可灸二七壯至七七壯初. 灸不痛, 病去卽痛止灸. 禁不可鍼《銅人》
前頂	在顖會後一寸五分骨陷中. 鍼入一分. 可灸三壯至七七壯《銅人》
百會	一名三陽. 五會一名大滿在前頂後一寸五分頂中央旋毛中可容豆. 鍼入二分, 得氣卽瀉. 可灸七壯. 凡灸頭頂不得過七七壯, 緣頭頂皮膚淺薄, 灸不宜多《銅人》
後頂	一名交衝. 在百會後一寸五分枕骨上. 鍼入三分. 可灸五壯《銅人》
强間	一名大羽. 在後頂後一寸五分. 鍼入三分. 可灸五壯《銅人》
腦戶	一名匝風. 一名合顱. 在枕骨上强間後一寸五分. 禁不可鍼, 令人瘂可. 灸七壯, 亦不可妄灸《銅人》
風府	一名舌本. 在項入髮際一寸腦戶後一寸五分項大筋內宛宛中《銅人》. 在項後髮際上一寸疾言其肉立起言休立下. 鍼入二分. 禁不可灸《銅人》
瘂門	一名舌腫. 一名舌厭. 在風府後五分入髮際五分宛宛中入繫舌本仰頭取之《銅人》. 在項中央入髮際五分宛宛中去風府一寸《資生》. 鍼入二分. 禁不可灸, 令人瘂《銅人》
大椎	在項後第一椎上陷中. 鍼入五分, 留三呼, 瀉五吸. 若灸隨年爲壯《銅人》. 凡灸椎骨當灸骨節突處方驗灸節下當骨則無驗以魚肉骨參之其言爲可信盡依其言當骨節灸之《資生》. 椎皆作節下皆作外《入門》
陶道	在項後大椎節下間俛而取之. 鍼入五分, 可灸五壯《銅人》
身柱	在第三椎節下間俛而取之. 鍼入五分, 可灸五壯《銅人》
神道	在第五椎節下間俛而取之. 可灸七七壯至百壯. 禁不可鍼《銅人》
靈臺	在第六椎節下間俛而取之. 可灸五壯. 禁不可鍼《銅人》
至陽	在第七椎節下間俛而取之. 鍼入五分. 可灸三壯《銅人》
筋縮	在第九椎節下間俛而取之. 鍼入五分. 可灸三壯《銅人》
脊中	一名神宗. 一名背腧. 在第十一椎節下間俛而取之. 鍼入五分. 禁不可灸《銅人》

懸樞	在第十三椎節下間伏而取之. **鍼入三分**. 可灸三壯《銅人》
命門	一名屬累. 在第十四椎節下間伏而取之. **鍼入五分**. 可灸三壯《銅人》. 脊部中行自項中央直脊至命門穴, 與臍相對. 若取一杖正身立地以杖從地起量至臍切斷却移向後量脊杖頭盡處是命門穴也《綱目》
陽關	在第十六椎節下間伏而取之. **鍼入五分**. 可灸三壯《銅人》
腰腧	一名背解. 一名髓孔. 一名腰柱. 一名腰戶. 一名髓空. 在第二十一椎節下間宛宛中《銅人》. 以挺腹地舒身兩手相重支額縱四體開然後巧取乃得其穴《綱目》. **鍼入八分**, 留三呼, 瀉五吸. 可灸七壯至七七壯止《銅人》
長强	一名氣之陰郄. 督脈別絡在脊骶端下陷中伏地取之乃得其穴. **鍼入二寸**, 留七呼, 可灸三十壯至二百壯《銅人》

任脈

穴名	解說
承漿	一名懸漿. 一名天池在頤前脣下宛宛中開口取之. 鍼入三分. 可灸七壯《銅人》
廉泉	一名舌本. 在頷下結喉上舌本間. 鍼入三分. 可灸三壯《銅人》
天突	一名天瞿一名五戶在頸結喉下四寸宛宛中. 鍼入五分, 留三呼, 鍼宜橫下不得低. 可灸三壯《銅人》
璇璣	在天突下一寸陷中作頭取之. 鍼入三分可. 灸五壯《銅人》
華盖	在璇璣下一寸六分陷中仰頭取之. 鍼入三分可. 灸五壯《銅人》
紫宮	在華盖下一寸六分陷中仰頭取之. 鍼入三分可. 灸五壯《銅人》
玉堂	一名玉英在紫宮下一寸六分陷中仰頭取之. 鍼入三分. 可灸五壯《銅人》
膻中	一名元兒. 一名元見. 在玉堂下一寸六分《銅人》. 橫直兩乳間陷中仰臥取之 《綱目》. 在鳩尾上二寸《資生》. 可灸七壯至七七壯止. 禁不可鍼《入門》
中庭	在膻中下一寸六分陷中仰頭取之《銅人》. 在鳩尾上一寸《入門》. 鍼入三分. 可灸五壯《銅人》
鳩尾	一名𩩲骭. 一名尾翳. 在臆前蔽骨下五分人無蔽骨者從岐骨之際量取一寸. 此穴灸之則令人少心力又健忘. 且大難鍼, 大好手方可下鍼, 不然取氣多令人夭, 故並禁鍼灸《銅人》
巨闕	心之募也在鳩尾下一寸鳩尾拒者少令强一寸中人有鳩尾拒之鍼入六分留七呼得氣卽瀉. 可灸七壯至七七壯《銅人》
上脘	一名上菅. 一名胃脘. 在巨闕下一寸五分去蔽骨三寸鍼入八分先補後瀉可灸二七壯至百壯《銅人》
中脘	一名太倉. 胃之募也在臍上四寸《銅人》. 中脘居心蔽骨與臍之中上下各四寸《資生》. 鍼入八分留七呼瀉五吸可灸二七壯至一百壯《銅人》
建里	在中脘下一寸. 鍼入五分, 留十呼. 可灸五壯《銅人》
下脘	在建里下一寸. 鍼入八分, 留三呼, 瀉五吸. 可灸七壯至百壯《銅人》
水分	一名分水. 一名中守. 在下脘下臍上一寸. 鍼入八分, 留三呼, 瀉五吸. 若水病灸之, 大良可灸, 七壯至百壯. 禁不可鍼, 鍼則水盡卽斃《銅人》
神闕	一名氣合. 在臍中央. 禁不可鍼. 可灸百壯《銅人》. 禁鍼若刺之使人臍中惡瘍潰屎出者死《資生》. 鍼則成水蠱病死《綱目》. 中風不省人事, 可灸百壯至五百壯卽甦《資生》
陰交	在臍下一寸. 鍼入八分, 得氣卽瀉. 可灸百壯《銅人》
氣海	一名脖胦. 一名下肓. 在陰交下五分臍下一寸五分《銅人》. 氣海者, 是男子生氣之海也, 一切氣疾, 皆灸之《資生》. 鍼入八分, 得氣卽瀉. 可灸百壯《銅人》. 鍼一寸二分. 灸三十壯年高者百壯《入門》
石門	一名利機. 一名精露. 三焦之募也. 鍼入五分. 可灸二七壯至百壯. 婦人不可鍼, 終身絕子《銅人》

關元	一名丹田. 一名太中. 極小腸之募也. **鍼**入八分, 留三呼, 瀉五吸. 可灸百壯至三百壯≪銅人≫. 一云, **鍼**入二寸. 日灸三十壯至三百壯≪入門≫
中極	一名氣原. 一名玉泉. 膀胱之募也. 在關元下一寸, 臍下四寸. **鍼**入八分, 留十呼, 得氣卽瀉. 可灸百壯至二百壯. 婦人斷緒, 四度**鍼**. **鍼**則有子也≪銅人≫. 一云, **鍼**入一寸二分. 日灸三十壯至三百壯≪入門≫
曲骨	一名回骨. 在橫骨之上毛際陷中動脈應手≪銅人≫. 在中極下一寸臍下五寸≪入門≫. **鍼**入二寸. 可灸七壯至七七壯≪銅人≫. 一云, **鍼**入一寸半. 灸五壯≪入門≫
會陰	一名屛翳. 在兩陰間≪銅人≫. 在肛門之前, 前陰後, 兩陰間≪入門≫. **鍼**入二寸. 可灸三壯≪銅人≫

4. 經外奇穴(경외기혈)

【胛縫(갑봉)】2穴 [2]

『東醫寶鑑』

在背端骨下直腋縫尖及臂, 主肩背痛連胛.
鍼入三分瀉六吸.

등 뒤의 단골 아래에 있으니, 액봉에서 팔로 곧게 내려가서 잡는다.

『鍼灸經外奇穴圖譜』

位于肩胛骨脊柱緣, 近上下各處. 左右計四穴.

견갑골의 척추 쪽 가장자리의 바로 위와 아래에 위치한다. 좌우 합하여 4혈이다.

【肩前(견전)】

『大學經絡經穴學』

액와횡문 전연 上 1.5寸.

【髖骨(관골)】

『扁鵲神應鍼灸玉龍經』

在膝蓋上一寸, 梁丘穴兩傍各五寸. 直鍼半寸, 灸二七壯, 隨病補瀉.

슬개골 上 1寸으로, 양구혈 양방 5分에 있다.

『大學經絡經穴學』

梁丘 양쪽 1.5寸의 2穴. 좌우 모두 4穴.

【交儀(교의)】2穴

『東醫寶鑑』

在足內踝上五寸. 主女子漏下赤白. 灸三十壯.

족내과 上 5寸에 있다.

【球後(구후)】

『大學經絡經穴學』

눈확 아래 모서리에서 바깥쪽 1/4과 안쪽 3/4의 지점

【金津·玉液(금진·옥액)】2穴

『鍼灸大成』

左金津右玉液. 在舌下兩旁紫脈上是穴, 卷舌取之. 治重舌腫痛喉閉. 用白湯煮三稜鍼出血.

왼쪽은 금진혈, 오른쪽은 옥액혈이다. 혓바닥 아래 양방의 자맥상에 있으니, 혀를 말고 취한다.

---

2) 여기서 '2穴'이라 표기함은 『침구대성』 혹은 『동의보감』에 "○○二穴"이라고 표기되어 있는 것을 그대로 따온 것이다. 『침구대성』과 『동의보감』에 공통으로 있는 혈자리 중 혈자리의 개수가 다르게 표기된 경우는 없다.

『東醫寶鑑』

在舌下兩傍脈. 主舌腫喉痺. 以三稜鍼出

血卽愈.

혀 밑의 양쪽 혈맥에 있다.

『大學經絡經穴學』

설하의 설계대 양측 정맥부위로, 좌측을

금진, 우측을 옥액이라 한다.

【氣端(기단)】10穴

『東醫寶鑑』

在足十指端. 主脚氣. 日灸三壯神效.

열 발가락 끝에 있다.

『大學經絡經穴學』

열 발가락 끝에 위치하며 발톱에서 0.1寸

떨어진 지점

【氣門(기문)】2穴

『東醫寶鑑』

在關元傍三寸. 主婦人崩漏. 鍼入五分.

관원혈 옆 3寸에 있다.

【闌門(난문)】2穴

『鍼灸大成』

在曲泉兩旁各三寸脈中. 治膀胱七疝奔豚.

곡천혈 양방 각 3寸의 맥중에 있다.

『東醫寶鑑』

在玉莖傍二寸. 治疝氣衝心欲絕. 鍼入二寸

半, 灸二七壯.

음경 옆 2寸에 있다.

【闌尾(난미)】

『大學經絡經穴學』

족삼리 下 1.5~2寸의 압통처

【內踝尖(내과첨)】2穴

『鍼灸大成』

在足內踝骨尖是穴. 灸七壯. 治下片牙疼,

及脚內廉轉筋.

족내과첨에 있다.

『大學經絡經穴學』

족내과첨

【內膝眼(내슬안)】

『大學經絡經穴學』

슬개인대(Patellar lig.)의 안쪽 오목한 곳.

무릎을 45° 구부리고 취혈한다.

【內迎香(내영향)】2穴

『扁鵲神應鍼灸玉龍經』

在鼻孔內. 蘆葉或箬葉作卷搐之血出.

爲好應合谷穴.

콧구멍 안에 있다.

『鍼灸大成』

在鼻孔中. 治目熱暴痛. 用蘆管子搐出血最效.

콧구멍 안에 있다.

『大學經絡經穴學』

콧구멍 안에서 코연골과 코선반능선이 만나는 점막부위

【漏陰(누음)】2穴

『東醫寶鑑』

在足內踝下五分微有動脈. 主赤白帶下. 鍼入一分, 灸三十壯.

족내과 下 5分의 맥이 약간 뛰는 곳에 있다.

【膽囊(담낭)】

『大學經絡經穴學』

비골두 앞쪽 모서리 下 1.5寸의 함요처로, 압통점이 뚜렷한 곳

【當陽(당양)】2穴

『東醫寶鑑』

在目瞳子直上入髮際一寸. 主風眩卒不識人鼻塞. 鍼入三分.

눈동자 위로 곧바로 올라가 발제 上 1寸에 있다.

『大學經絡經穴學』

머리 앞부분, 동공 바로 위 발제에서 1寸 올라간 부위

【大骨空(대골공)】2穴

『扁鵲神應鍼灸玉龍經』

在手大拇指第二節尖上. 灸七壯.

엄지손가락 둘째 마디 꼭대기에 있다.

『鍼灸大成』

在手大指中節上, 屈指當骨尖陷中是穴. 治目久痛及生翳膜內障. 可灸七壯.

엄지손가락의 중간 마디 위에 있으니, 손가락을 굽혀 꼭대기의 함중에 있다.

『東醫寶鑑』

在手大指第二節尖上. 可灸九壯.

엄지손가락 둘째 마디 꼭대기에 있다.

『大學經絡經穴學』

엄지 수지간관절 꼭대기 함요처

【獨陰(독음)】2穴

『鍼灸大成』

在足第二指下橫紋中是穴. 治小腸疝氣, 又治死胎, 胎衣不下. 灸五壯. 又治女人乾噦, 嘔吐紅, 經血不調.

둘째발가락 아래 횡문 가운데에 있다.

『東醫寶鑑』

在足第二指節下橫文, 一云在足大指次指下中節橫文當中. 主心腹痛及疝痛欲死. 當中灸五壯, 男左女右極妙.

둘째발가락 관절 아래의 횡문에 있다. 또 말하길, 둘째발가락 아래 가운데 마디의 횡문 중앙에 있다.

『大學經絡經穴學』

둘째발가락의 원위족지골간관절의 족장 측 횡문 중앙

【明堂(명당)】1穴

『東醫寶鑑』(→ 上星)

在鼻直上入髮際一寸. 主頭風鼻塞多涕. 鍼入二分. 一云卽上星穴也.

코에서 곧바로 위로 올라가 발제 上 1寸에 있다.

【旁廷(방정)】2穴

『東醫寶鑑』

在腋下四肋間, 高下正與乳相當, 乳後二寸陷中. 俗名注市, 擧腋取之. 主卒中惡飛尸遁疰胸脇滿. 鍼入五分, 灸五十壯.

겨드랑이 아래 제4늑간에 있으니, 유두와 수평으로 유두 後 2寸의 함중이다.

【百勞(백로)】

『大學經絡經穴學』

대추혈에서 위로 2寸에서 가쪽 1寸의 2穴

【百蟲窩(백충와)】2穴

『鍼灸大成』(百蟲窠)

卽血海也. 在膝內廉上三寸. 灸二七壯, 鍼五分. 治下部生瘡.

즉 혈해이다. 무릎 내연 위로 3촌에 있다.

『東醫寶鑑』(血郄)

卽百虫窠, 在膝內廉上膝三寸陷中. 主腎藏風瘡. 鍼入二寸半, 灸二七壯.

즉, 백충과이다. 무릎 내연에서 3치 올라가 우묵한 곳에 있다.

『大學經絡經穴學』

슬개골 상내각 上 3寸

【痞根(비근)】

『大學經絡經穴學』

제1요추 극돌기 아래 外 3.5寸

【四縫(사봉)】4穴

『鍼灸大成』

在手四指內中節是穴. 三稜鍼出血. 治小兒猢猻勞等症.

네 손가락 안쪽의 중절이다.

『大學經絡經穴學』

제2·3·4·5손가락의 중간 마디와 끝 마디 수지간관절의 바닥 쪽 중앙지점

【四神聰(사신총)】4穴

『東醫寶鑑』(神聰)

在百會左右前後四面, 各相去各一寸. 主頭風目眩風癎狂亂. 鍼入三分.

백회혈 좌우전후 4방면으로 각 1촌씩 떨어진 곳에 있다.

『大學經絡經穴學』

百會에서 전후좌우 각 1寸에 위치하는 4개의 穴

【三角灸(삼각구)】

『東醫寶鑑』

以稈量患人口兩角爲一摺斷, 如此則三摺, 成三角如厶樣. 以一角當臍心, 兩角在臍之下, 兩傍盡處是穴.

볏짚으로 환자의 입 양 끝의 길이만큼을 접어 끊고, 마찬가지로 하여 3번을 접어서 삼각형을 만든다. 그것으로 한 각을 배꼽 중앙에 놓고, 나머지 두 각을 배꼽 아래에 놓으면, 그 양방의 끝나는 부위가 이 혈이다.

『大學經絡經穴學』

환자의 양쪽 구각(口角)의 길이만큼을 한 모서리로 하는 삼각형을 만든 뒤 한 꼭짓점을 배꼽 중앙에 대고 배꼽과 마주 보는 모서리를 수평으로 하여 아래의 나머지 두 꼭짓점.

【上迎香(상영향)】

『大學經絡經穴學』

코 연골과 코선반능선이 만나는 곳으로 비순구(nasolabial fold)의 위쪽 끝 지점에서 취혈한다.

【小骨空(소골공)】2穴

『扁鵲神應鍼灸玉龍經』

在手小指第二節尖上. 灸七壯, 禁鍼.

새끼손가락 둘째 마디 꼭대기에 있다.

『鍼灸大成』

在手小拇指第二節尖是穴. 灸七壯. 治手節疼, 目痛.

새끼손가락 둘째 마디 꼭대기이다.

『東醫寶鑑』

小骨空二穴 在手小指二節尖上. 治眼疾及爛弦風, 灸九壯, 以口吹火滅.

새끼손가락 둘째 마디 꼭대기에 있다.

『大學經絡經穴學』

새끼손가락 근위수지간관절 꼭대기 함
요처.

【膝眼(슬안)】4穴

『扁鵲神應鍼灸玉龍經』

在膝下是穴. 鍼三分, 禁灸.

슬개골 아래에 있다.

『東醫寶鑑』

在膝蓋頭骨下兩傍陷中. 主膝臏痠痛. 鍼
入五分, 留三呼, 禁不可灸.

슬개골 아래 양방의 함중에 있다.

『大學經絡經穴學』

슬개인대의 양쪽 오목한 곳. 안쪽을 內膝
眼, 가쪽을 外膝眼이라 부른다. 무릎을
45° 구부리고 취혈한다.

【十宣(십선)】10穴

『鍼灸大成』

在手十指頭上去爪甲一分, 每一指各一穴
兩手指共十穴, 故名十宣. 治乳蛾. 用三稜
鍼出血大效. 或用軟絲縛定本節前次節候
內側中間, 如眼狀, 如灸一火, 兩邊都著
艾, 灸五壯, 鍼尤妙.

열 손가락 끝에 있는데, 손톱으로부터 1
分 떨어진 곳이다.

『大學經絡經穴學』

열 손가락 끝에 위치하며 손톱에서 0.1寸
떨어진 지점

【十七椎(십칠추)】

『大學經絡經穴學』

제5요추 극돌기 아래

【安眠(안면)】

『大學經絡經穴學』

風池와 翳明의 중간 지점

【魚腰(어요)】2穴

『鍼灸大成』

在眉中間是穴. 治眼生垂簾翳膜. 鍼入一
分, 沿皮向兩旁是也.

눈썹 중간에 있다.

『東醫寶鑑』

一名印堂, 在兩眉中. 主眼疾. 鍼入二分.

일명 인당이다. 두 눈썹의 가운데에 있다.

(『침구대성』과 『동의보감』에 '魚腰二穴'이라 명
시되어 있는 것으로 보아, 어요혈은 두 눈썹
사이의 임맥 유주처가 아니라 각 눈썹의 중간
을 말하는 것임을 알 수 있다. 저자 주)

『大學經絡經穴學』

동공 바로 위의 눈썹 중앙 부위

【榮池(영지)】2穴

『東醫寶鑑』

在足內踝前後兩邊池中脈, 一名陰陽穴.
主赤白帶下鍼入三分灸三十壯.

족내과 앞뒤로 우묵한 곳의 맥이 뛰는 곳에 있다. 일명 음양혈이다.

【翳明(예명)】

『大學經絡經穴學』

風池와 翳風의 중간 지점

【五處(오처)】4穴

『鍼灸大成』

在手食指及無名指第二節骨尖, 握拳得之.
治五指拘攣, 灸五壯, 兩手共四穴.

둘째·넷째 손가락의 둘째 관절 꼭대기에 있으니, 주먹을 쥐고 잡는다.

【外踝尖(외과첨)】2穴

『鍼灸大成』

在足外踝骨尖上是穴. 可灸七壯. 治脚外廉轉筋, 及治寒熱脚氣. 宜三稜鍼出血.

족외과첨에 있다.

『大學經絡經穴學』

족외과첨

【外勞宮(외노궁)】

『大學經絡經穴學』

노궁의 수배 측 맞은편

【腰奇(요기)】

『大學經絡經穴學』

미골첨(尾骨尖) 上 2寸

【腰眼(요안)】2穴

『東醫寶鑑』

令病人解去上體衣服, 於腰上兩傍微陷處,
謂之腰眼穴. 直身平立, 用筆點定然後, 上床合面而臥. 每灼小艾炷七壯灸之, 瘵虫或吐出或瀉下卽安. 此法名遇仙灸, 治療捷法也. 先一日點定腰眼穴至半夜子時交癸亥日期便灸七壯若灸九壯至十一壯尤妙.

환자의 웃옷을 벗게 한 후, 허리 위 양방의 함요처이다. 몸을 똑바로 하여 선 후, 붓을 이용해 점을 찍은 후 침상에 엎드린다.

『大學經絡經穴學』

제4요추 극돌기 아래 外 3~4寸의 함요처

【腰宜(요의)】

『大學經絡經穴學』

제4요추 극돌기 아래 外 3寸

【腰痛點(요통점)】

『大學經絡經穴學』

제2·3중수골 사이 근위부와 제4·5중수골 사이 근위부 2穴, 좌우 모두 4穴이 있다.

【龍玄(용현)】2穴

『東醫寶鑑』

在列缺上靑脈中. 主下牙痛, 灸七壯.

열결혈 위의 푸른 혈맥 중에 있다.

【胃脘下俞(위완하수)】

『大學經絡經穴學』

제8흉추 극돌기 아래 外 1.5寸

【陰獨(음독)】8穴

『東醫寶鑑』

在足四指間. 主婦人月經不調, 須待經定爲度. 鍼三分, 灸三壯.

네 발가락 사이에 있다.

【陰陽(음양)】2穴

『東醫寶鑑』

在足拇指下屈裏表頭白肉際. 主婦人赤白帶下. 灸三七壯.

족무지를 아래로 굽혔을 때, 안과 안팎이 이루는 머리(횡문두)의 적백육제에 있다.

『鍼灸經外奇穴圖譜』

位于足蹈趾頸側, 趾節橫紋頭. 左右計二穴. 位于大都穴前下方.

족무지 경골 측의 지절횡문두에 있다. 좌우 합하여 2혈이다. 대도혈 전하방에 위치한다.

【二白(이백)】2穴

『鍼灸大成』

卽郄門也. 在掌後橫紋中直上四寸, 一手有二穴, 一穴在筋內兩筋間卽間使後一寸. 一穴在筋外與筋內之穴相幷. 治痔脫肛.

즉 극문이다. 손바닥 뒤 횡문 위로 4촌에 있는데, 한 손에 2혈이 있다. 한 혈은 근육 안쪽 양 근육 사이에 있으니, 즉 간사 뒤로 1촌이며, 한 혈은 근육 바깥쪽에 있는데 근육 안쪽의 혈과 나란하다.

『東醫寶鑑』

在掌後橫文上四寸手厥陰脈, 兩穴相並, 一穴在兩筋中, 一穴在大筋外. 主痔漏下血痒痛. 鍼入三分, 瀉兩吸.

수배측 완횡문 위로 4寸의 수궐음맥에 있으니, 두 혈이 서로 나란하다. 한 혈은 양 근육 사이 가운데 있고, 한 혈은 근육 바깥에 있다.

『大學經絡經穴學』

수장 측 완횡문 上 4寸에서 요측수근굴근의 내연과 외연의 2穴로 좌우 모두 4穴

【耳尖(이첨)】2穴

『鍼灸大成』

在耳尖上, 卷耳取尖上是穴. 治眼生翳膜. 用小艾炷五壯.

귀의 꼭대기에 있으니, 귀를 접어 꼭대기를 취한다. 눈에 예막이 생긴 것을 치료한다. 작은 쑥을 이용해 뜸을 5장 뜬다.

『大學經絡經穴學』

귀의 꼭대기

【印堂(인당)】1穴

『扁鵲神應鍼灸玉龍經』

在兩眉間宛宛中. 鍼一分, 沿皮先透左攢竹補瀉後轉歸元穴退右攢竹依上補瀉, 可灸七壯, 小兒驚風灸七壯, 大哭者爲效不哭者難治, 隨症急慢補瀉, 急者慢補慢者急瀉, 通神之血也.

양 눈썹 사이의 움푹한 곳에 있다.

『鍼灸大成』

在兩眉中陷中是穴. 鍼一分, 灸五莊. 治ㅋ小兒凉風.

양 미간 가운데의 함중이다.

『大學經絡經穴學』

이마에서 두 눈썹 사이

【子宮(자궁)】2穴

『鍼灸大成』

在中極兩旁各開三寸. 鍼二寸, 灸二七壯. 治婦人久無子嗣.

중극혈 양방으로 각 3寸에 있다.

『大學經絡經穴學』

배꼽 아래 4寸에서, 앞정중선 가 쪽으로 3寸

【長谷(장곡)】2穴

『東醫寶鑑』

在脇, 臍傍相去各五寸, 一名循元. 主泄痢不嗜食. 可灸三十壯.

옆구리에 있으니, 배꼽에서 양옆으로 각 5寸이다. 일명 순원이다.

【腸遶(장요)】2穴

『東醫寶鑑』

挾玉泉相去二寸. 主大便閉. 灸隨年壯.

옥천혈(중극혈)에서 양옆으로 2寸이다.

【精宮(정궁)】2穴

『東醫寶鑑』

在背第十四椎下各開三寸. 專主夢遺. 可灸

七壯神效.

제14추 아래에서 옆으로 3寸 나가 있다.

【定喘(정천)】

『大學經絡經穴學』

제7경추 극돌기 아래에서 가 쪽으로 0.5寸

【提托(제탁)】

『大學經絡經穴學』

배꼽 아래 3寸에서, 앞정중선 가 쪽으로 4寸

【肘尖(주첨)】2穴

『鍼灸大成』

在手肘骨尖上, 屈肘得之. 治瘰癧. 可灸七七壯

팔의 주두첨에 있으니, 팔꿈치를 굽히고 잡는다.

『大學經絡經穴學』

척골 주두첨

【中魁(중괴)】2穴

『扁鵲神應鍼灸玉龍經』

在中指第二節尖. 灸二七壯瀉之, 禁鍼.

가운뎃손가락 둘째 마디 꼭대기에 있다.

『鍼灸大成』

在中指第二節骨尖, 屈指得之. 治五噎, 反胃吐食. 可灸七壯, 宜瀉之. 又陽谿二穴, 亦名中魁.

가운뎃손가락 둘째 마디 꼭대기에 있으니, 손가락을 굽혀서 잡는다.

『東醫寶鑑』

在手中指第二節尖上. 主五噎吞酸嘔吐. 灸五壯, 以口吹火滅.

가운뎃손가락 둘째 마디 꼭대기에 있다.

『大學經絡經穴學』

중지 근위수지간관절의 꼭대기 함요처

【中泉(중천)】

『大學經絡經穴學』

수배 측 완횡문에서 陽谿와 陽池의 중간 지점

【直骨(직골)】2穴

『東醫寶鑑』

在乳下大約離一指頭, 看其低陷之處, 與乳直對不偏者, 是穴也. 婦人按其乳直向下, 看乳頭所到之處, 正穴也. 主遠年咳嗽. 炷如小豆大, 灸三壯, 男左女右, 不可差誤, 其咳卽愈, 如不愈不可治.

젖꼭지 아래로 대략 손가락 한 개만큼 떨어진 곳으로, 그 바닥을 보면 움푹한 자리로, 젖꼭지와 수직이다. 부인은 유방을 잡아 아래로 향하게 한 후 유두가 닿는 자리이다.

【聚泉(취천)】1穴

『鍼灸大成』

在舌上, 當舌中, 吐出舌, 中直有縫陷中是穴. 哮喘咳嗽及久嗽不愈. 若灸則不過七壯. 灸法用生薑切片如錢厚, 搭于舌上血中, 然後灸之. 如熱嗽, 用雄黃末少許, 和于艾炷中灸之. 如冷嗽, 用款冬花爲末, 和于艾炷中灸之. 灸畢以茶清連生薑細嚼咽下. 又治舌苔, 舌强亦可治, 用小鍼出血.

혀 위에서 혀 가운데에 해당하는데, 혀를 내밀면 가운데에 곧게 봉함(縫陷)한 곳이다.

『大學經絡經穴學』

혓바닥 정중선의 중점

【奪命(탈명)】2穴

『東醫寶鑑』 奪命二穴

在曲澤上. 主目昏暈, 鍼入三分, 禁灸.

곡택혈 위에 있다.

【太陽(태양)】2穴

『扁鵲神應鍼灸玉龍經』

在額紫脈上. 出血三稜鍼刺之應睛明穴.

이마의 자맥 상에 있다.

『鍼灸大成』

在眉後陷中, 太陽紫脈上是穴. 治眼紅腫及頭, 用三稜鍼出血, 其出血之法, 用帛一條緊纏其項頸, 紫脈卽見, 刺出血立愈. 又法, 以手緊紐其領, 令紫脈見, 却于紫脈上刺出血極效.

눈썹 뒤 함중의 태양자맥 상에 있다.

『東醫寶鑑』

在兩額角眉後紫脈上. 治頭風及偏頭痛. 鍼出血. 一云卽, 瞳子髎也.

이마 양쪽 모서리의 눈썹 뒤 자맥 상에 있다.

『大學經絡經穴學』

눈썹 바깥쪽 끝과 목외자의 중점으로부터 뒤로 1寸

【通關(통관)】2穴

『東醫寶鑑』

在中脘傍各五分. 主五噎. 鍼入八分, 左撚能進飮食, 右撚能和脾胃. 此穴一鍼有四效, 凡下鍼後良久覺脾磨食覺鍼動爲一效, 次鍼破病根腹中作聲爲二效, 次覺流入膀胱爲三效, 又次覺氣流行腰後骨空間爲四效.

중완혈 옆으로 각 5分에 있다.

【通理(통리)】2穴

『東醫寶鑑』

在足小指上二寸. 主婦人崩中及經血過多.

鍼入二分, 灸二七壯.

새끼발가락 上 2寸에 있다.

【八邪(팔사)】8穴

『鍼灸大成』

在手五指岐骨間, 左右手各四穴.

其一, 大都二穴, 在手大指次指虎口赤白肉際
握拳取之. 可灸七壯, 鍼一分. 治頭風牙痛.

其二, 上都二穴, 在手食指中指本節岐骨間握
拳取之. 治手臂紅腫. 鍼入一分, 可灸五壯.

其三, 中都二穴, 在手中指無名指本節岐
骨, 又名液門也. 治手臂紅腫. 鍼入一分,
可灸五壯.

其四, 下都二穴, 在手無名指小指本節後
岐骨間, 一名中渚也. 中渚之穴, 在液門下
五分. 治手臂紅腫, 鍼一分, 灸五壯.

兩手共八穴, 故然八邪.

다섯 손가락의 가닥 사이에 있으니, 왼손·
오른손에 각각 4개 혈이다.

『東醫寶鑑』 (八關)

在手十指間. 治大熱眼痛睛欲出. 鍼刺出
血卽愈.

열 손가락 사이에 있다.

『大學經絡經穴學』

주먹을 가볍게 쥔 상태에서 손바닥을 아
래로 향하여 다섯 중수수지관절 사이의

오목한 부위 4개의 穴로, 손등과 손바닥
의 경계면에서 취혈한다.

【八風(팔풍)】8穴

『鍼灸大成』

在足五指岐骨間, 兩足共八穴, 故名八風.
治脚背紅腫. 鍼一分, 灸五壯.

다섯 발가락의 가닥 사이에 있는데, 양 발
을 합하여 8혈이므로 이름이 팔풍이다.
다리와 등이 홍종(紅腫)한 것을 치료한다.
침은 1分을 놓고, 뜸은 5장을 뜬다.

『大學經絡經穴學』

발의 다섯 중족족지골간관절 사이의 오목
한 부위 4개의 穴로 발등과 발바닥의 경
계면

【胞門·子戸(포문·자호)】각 1穴

『東醫寶鑑』

胞門, 在關元左傍二寸. 子戸, 在關元右傍
二寸. 俱主婦人無子. 各灸五十壯.

포문은 관원혈 왼쪽으로 2寸에 있고, 자
호는 관원혈 오른쪽으로 2寸에 있다.

【下極俞(하극수)】

『大學經絡經穴學』

제3요추 극돌기 아래

【下腰(하요)】1穴

『東醫寶鑑』

在八髎正中央脊骨上, 名三宗骨. 主泄痢下膿血. 灸五十壯.

팔료혈 정중앙의 척골 위에 있다. 삼종골이라고 한다.

【鶴頂(학정)】2穴

『東醫寶鑑』

在膝蓋骨尖上. 主兩足癱瘓無力. 灸七壯.

슬개골 꼭대기(尖上)에 있다.

『大學經絡經穴學』

슬개저(Base of patella) 중점 위의 함요처. 즉, 슬개골 상연의 중점

【海泉(해천)】1穴

『鍼灸大成』

在舌下中央脈上是穴. 治消渴. 用三稜鍼出血.

혓바닥 아래 중앙맥 상에 있다.

『大學經絡經穴學』

설하 계대(系帶)의 중점

【夾脊(협척)】

『大學經絡經穴學』

제1흉추부터 제5요추까지의 극돌기 아래에서 가 쪽으로 0.5寸에 위치한 17개의 穴

【環岡(환강)】2穴

『東醫寶鑑』

在小腸腧下二寸橫文間. 主大小便不通. 灸七壯.

소장수혈 下 2寸의 횡문 사이에 있다.

【迴氣(회기)】1穴

『東醫寶鑑』

在脊窮骨上. 主五痔便血失屎. 灸百壯.

척궁골(꼬리뼈) 위에 있다.

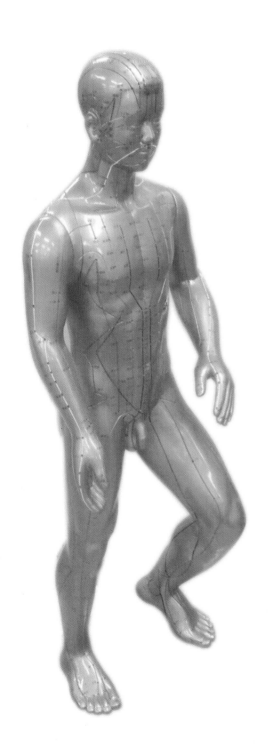

1. 部位別 穴位(부위별 혈위)

頭 部(머리)

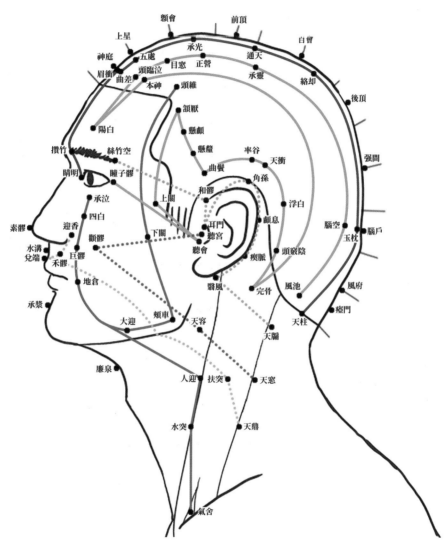

점 선	手三陽經 수삼양경	■ 수소양삼초경	실 선	足三陽經 족삼양경	■ 족소양담경
		■ 수태양소장경			■ 족태양방광경
		■ 수양명대장경			■ 족양명위경

腹 部(배)

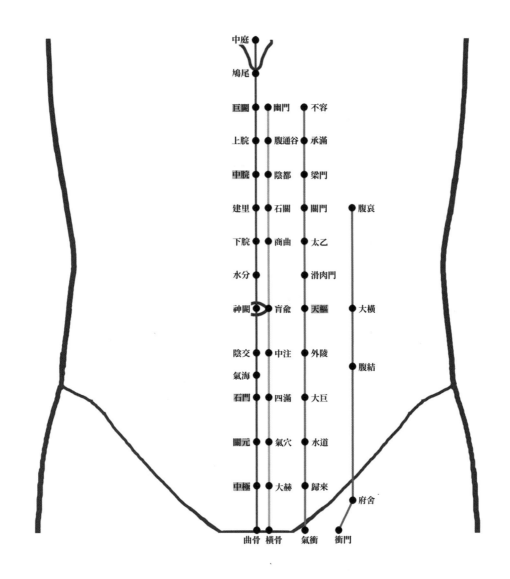

胸部(흉부)				腹部(복부)		
6寸	4寸	2寸	中央	0.5寸	2寸	4寸
■	■	■	■	■	■	■
족태음비경	족양명위경	족소음신경	임 맥	족소음신경	족양명위경	족태음비경

背 部(등)

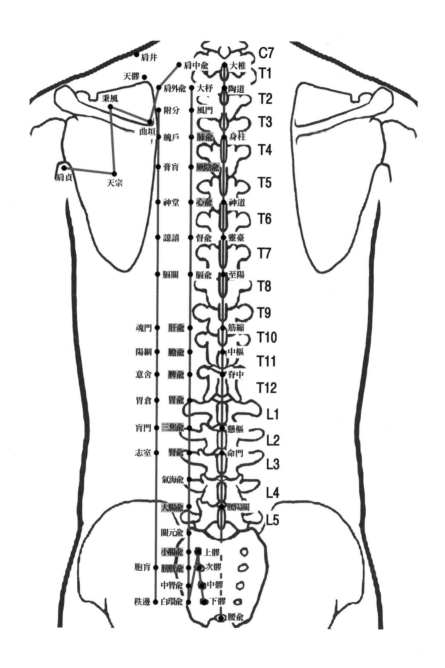

背部(배부)		
■ 수태양소장경	■ 족태양방광경	■ 독 맥

手 部(손)

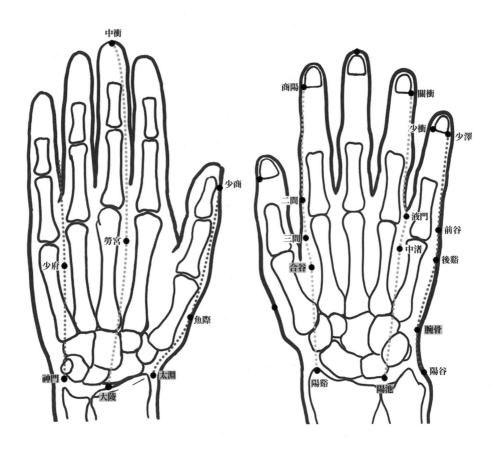

手掌(손바닥)   手背(손등)

手掌(손바닥)			手背(손등)		
■ 수소음심경	■ 수궐음심포경	■ 수태음폐경	■ 수양명대장경	■ 수소양삼초경	■ 수태양소장경

足 部(발)

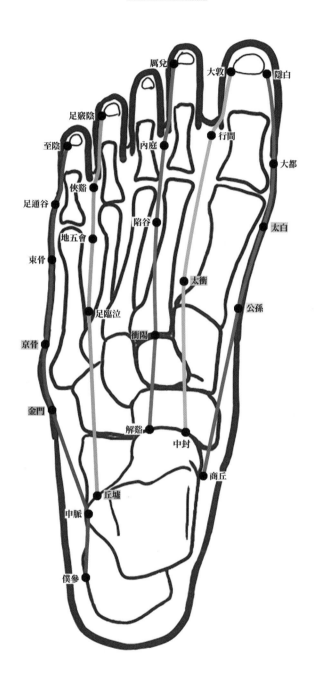

足部(발)	■ 족태양방광경	■ 족소양담경	■ 족양명위경	■ 족궐음간경	■ 족태음비경

2. 特定穴·常用穴(특정혈·상용혈)

오수혈 및 원·락·극·모·수혈

경맥 \ 유형	穴數	井정	滎형	兪수	經경	合합
手太陰肺經	11	少商소상	魚際어제	太淵태연	經渠경거	尺澤척택
手陽明大腸經	20	商陽상양	二間이간	三間삼간	陽谿양계	曲池곡지
足陽明胃經	45	厲兌여태	內庭내정	陷谷함곡	解谿해계	足三里족삼리
足太陰脾經	21	隱白은백	大都대도	太白태백	商丘상구	陰陵泉음릉천
手少陰心經	9	少衝소충	少府소부	神門신문	靈道영도	少海소해
手太陽小腸經	19	少澤소택	前谷전곡	後谿후계	陽谷양곡	小海소해
足太陽膀胱經	67	至陰지음	足通谷족통곡	束骨속골	崑崙곤륜	委中위중
足少陰腎經	27	涌泉용천	然谷연곡	太谿태계	復溜부류	陰谷음곡
手厥陰心包經	9	中衝중충	勞宮노궁	大陵대릉	間使간사	曲澤곡택
手少陽三焦經	23	關衝관충	液門액문	中渚중저	支溝지구	天井천정
足少陽膽經	44	足竅陰족규음	俠谿협계	足臨泣족임읍	陽輔양보	陽陵泉양릉천
足厥陰肝經	14	大敦대돈	行間행간	太衝태충	中封중봉	曲泉곡천

유형 경맥	穴數	原원	絡락	郄극	募모	俞수
手太陰肺經	11	太淵태연	列缺열결	孔最공최	中府중부	肺俞폐수
手陽明大腸經	20	合谷합곡	偏歷편력	溫溜온류	天樞천추	大腸俞대장수
足陽明胃經	45	衝陽충양	豊隆풍륭	梁丘양구	中脘중완	胃俞위수
足太陰脾經	21	太白태백	公孫공손	地機지기	章門장문	脾俞비수
手少陰心經	9	神門신문	通里통리	陰郄음극	巨闕거궐	心俞심수
手太陽小腸經	19	腕骨완골	支正지정	養老양로	關元관원	小腸俞소장수
足太陽膀胱經	67	京骨경골	飛揚비양	金門금문	中極중극	膀胱俞방광수
足少陰腎經	27	太谿태계	大鍾대종	水泉수천	京門경문	腎俞신수
手厥陰心包經	9	大陵대릉	內關내관	郄門극문	膻中단중	厥陰俞궐음수
手少陽三焦經	23	陽池양지	外關외관	會宗회종	石門석문	三焦俞삼초수
足少陽膽經	44	丘墟구허	光明광명	外丘외구	日月일월	膽俞담수
足厥陰肝經	14	太衝태충	蠡溝여구	中都중도	期門기문	肝俞간수

기타 특정혈, 상용혈

八會穴팔회혈							
臟장	腑부	氣기	血혈	筋근	脈맥	骨골	髓수
章門장문	中脘중완	膻中단중	膈俞격수	陽陵泉양릉천	太淵태연	大杼대저	懸鍾현종

八脈交會穴팔맥교회혈							
心심, 胸흉, 胃위		目外眥목외자, 頰협, 耳後이후, 頸경, 肩견		目內眥목내자, 耳이, 項항, 肩胛견갑		胸흉, 肺폐, 膈격, 喉嚨후롱	
衝충	陰維음유	陽維양유	帶대	督독	陽蹻양교	任임	陰蹻음교
公孫공손	內關내관	外關외관	足臨泣족임읍	後谿후계	申脈신맥	列缺열결	照海조해

六腑下合穴육부하합혈					
膽담	小腸소장	胃위	大腸대장	膀胱방광	三焦삼초
陽陵泉양릉천	下巨虛하거허	足三里족삼리	上巨虛상거허	委中위중	委陽위양

三才穴삼재혈			三部穴삼부혈		
天才천재	人才인재	地才지재	上部상부	中部중부	下部하부
百會백회	璇璣선기	涌泉용천	大包대포	天樞천추	地機지기

四關穴사관혈	四彎穴사만혈
양 合谷합곡, 太衝태충	양 委中위중, 尺澤척택(或 曲澤곡택)

陰陽二總穴음양이총혈	四總穴사총혈			
	口面구면	頭項두항	腰背요배	肚腹두복
合谷합곡, 三陰交삼음교	合谷합곡	列缺열결	委中위중	足三里족삼리

六總穴육총혈					
口面구면	頭項두항	腰背요배	肚腹두복	胸部흉부	脇部협부
合谷합곡	列缺열결	委中위중	足三里족삼리	內關내관	支溝지구

中風七處穴중풍칠처혈	
『備急千金要方비급천금요방』 : 不語불어, 中臟중장	百會백회, 曲池곡지, 足三里족삼리, 肩井견정, 大椎대추, 風池풍지, 間使간사
『太平聖惠方태평성혜방』 : 半身不遂반신불수, 言語障碍언어장애	百會백회, 曲池곡지, 足三里족삼리, 肩井견정, 曲鬢곡빈, 風市풍시, 絶骨절골
『鍼灸資生經침구자생경』 : 手足不遂수족불수, 手足或麻或痛수족혹마혹통	百會백회, 曲池곡지, 足三里족삼리, 肩髃견우, 曲鬢곡빈, 風市풍시, 絶骨절골

脚氣八處穴각기팔처혈
風市풍시, 伏兎복토, 犢鼻독비, 內膝眼내슬안, 足三里족삼리, 上巨虛상거허, 下巨虛하거허, 懸鍾현종

回陽九鍼穴회양구침혈
瘂門아문, 合谷합곡, 勞宮노궁, 中脘중완, 環跳환도, 足三里족삼리, 三陰交삼음교, 太谿태계, 涌泉용천

十三鬼穴십삼귀혈						
鬼宮귀궁	鬼信귀신	鬼壘귀루	鬼心귀심	鬼路귀로	鬼枕귀침	鬼床귀상
人中인중	少商소상	隱白은백	大陵대릉	申脈신맥	風府풍부	頰車협거
鬼市귀시	鬼窟귀굴	鬼當귀당	鬼藏귀장	鬼腿귀퇴	鬼封귀봉	
承漿승장	勞宮노궁	上星상성	會陰회음	曲池곡지	海泉해천	

3. 特定穴·常用穴 圖(특정혈·상용혈 도)

腹募穴(복모혈)

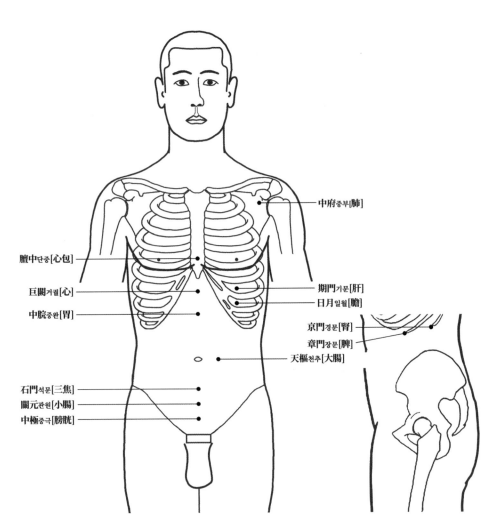

中府중부[肺]

膻中단중[心包]

巨闕거궐[心]

中脘중완[胃]

期門기문[肝]

日月일월[膽]

京門경문[腎]

章門장문[脾]

天樞천추[大腸]

石門석문[三焦]

關元관원[小腸]

中極중극[膀胱]

임 맥[3]	膻中단중 石門석문	족궐음간경	期門기문 章門장문	족소양담경	日月일월
	巨闕거궐 關元관원			족양명위경	天樞천추
	中脘중완 中極중극	수태음폐경	中府중부	족태음비경	京門경문

---

3) 각 혈자리가 소속한 경맥

背兪穴(배수혈)

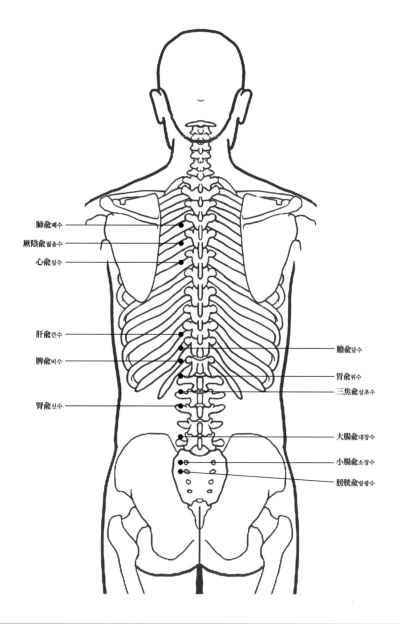

肺兪폐수

厥陰兪궐음수

心兪심수

肝兪간수

脾兪비수

腎兪신수

膽兪담수

胃兪위수

三焦兪삼초수

大腸兪대장수

小腸兪소장수

膀胱兪방광수

족태양방광경4)

肺兪폐수/T3 厥陰兪궐음수/T4 心兪심수/T5 肝兪간수/T9 脾臟비수/T11 腎兪신수/L2

膽兪담수/T10 胃兪위수/T11 三焦兪삼초수/L1 大腸兪대장수/L4 小腸兪소장수/S1 膀胱兪방광수/S2

---

4) 혈자리 옆 첨자는 '제○추 극돌기 아래'를 의미한다.

八脈交會穴(팔맥교회혈)

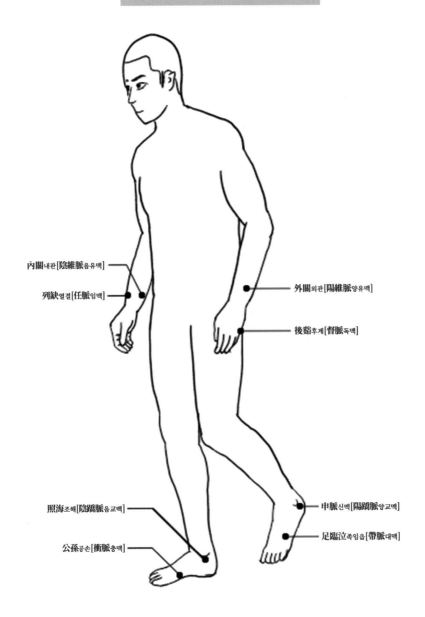

內關내관[陰維脈음유맥]
列缺열결[任脈임맥]
外關외관[陽維脈양유맥]
後谿후계[督脈독맥]
照海조해[陰蹻脈음교맥]
申脈신맥[陽蹻脈양교맥]
公孫공손[衝脈충맥]
足臨泣족임읍[帶脈대맥]

수궐음심포경	內關내관	수소양삼초경	外關외관
수태음폐경	列缺열결	수태양소장경	後谿후계
족소음신경	照海조해	족태양방광경	申脈신맥
족태음비경	公孫공손	족소양담경	足臨泣족임읍

十三鬼穴(십삼귀혈)

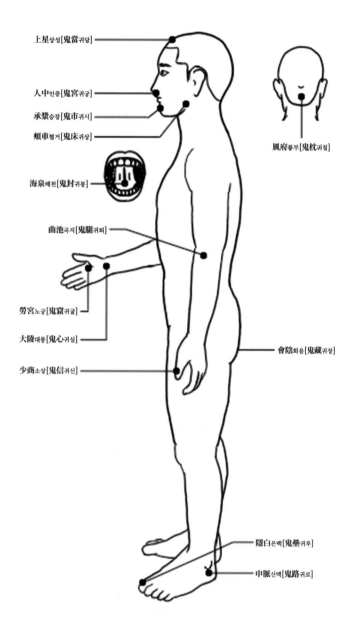

임 맥	承漿승장 會陰회음	독 맥	上星상성 人中인중 風府풍부
족양명위경	頰車협거	수태음폐경	少商소상
수양명대장경	曲池곡지	족태음비경	隱白은백
수궐음심포경	勞宮노궁 大陵대릉	족태양방광경	申脈신맥
경외기혈	海泉해천		

中風七處穴(중풍칠처혈)

≪太平聖惠方≫

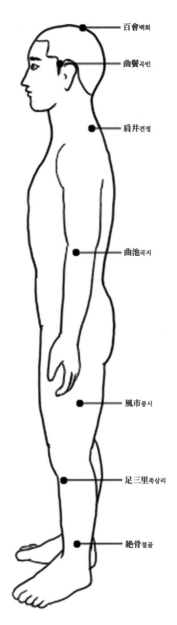

百會백회
曲鬢곡빈
肩井견정
曲池곡지
風市풍시
足三里족삼리
絶骨절골

독맥	百會백회		수양명대장경	曲池곡지
족소양담경	曲鬢곡빈 肩井견정 風市풍시 絶骨절골		족양명위경	足三里족삼리

4. 原·絡·郄 穴位表(원·락·극 혈위표)

上肢 (상지)

부위 \ 경맥	수태음폐경	수양명대장경	수소음심경	수태양소장경	수궐음심포경	수소양삼초경
전 완	孔最공최	溫溜온류	通里통리	支正지정	郄門극문	會宗회종
	列缺열결	偏歷편력	陰郄음극	養老양로	內關내관	外關외관
완횡문	太淵태연		神門신문		大陵대릉	陽池양지
손		合谷합곡		腕骨완골		

▨ : 原穴,　▨ : 絡穴,　▨ : 郄穴

體幹 · 下肢 (체간 · 하지)

부위 \ 경맥	족양명위경	족태음비경	족태양방광경	족소음신경	족소양담경	족궐음간경
체 간		大包대포				
대 퇴	梁丘양구					
하 퇴	豊隆풍륭	地機지기	飛揚비양		外丘외구	中都중도
					光明광명	蠡溝여구
족완횡문				太谿태계	丘墟구허	
발	衝陽충양	公孫공손	金門금문	大鍾대종		太衝태충
		太白태백	京骨경골	水泉수천		

▨ : 原穴,　▨ : 絡穴,　▨ : 郄穴

5. 舍巖鍼 補瀉表(사암침 보사표)

	정승격 (공통)					한열격 『침구학 교과서』			
	정격正格		승격勝格			열격熱格		한격寒格	
肺	태백·태연	소부·어제	음곡·척택		肺	어제·소부	척택·음곡	어제·소부	
大腸	삼리·곡지	양곡·양계	통곡·이간		大腸	양계·양곡	이간·통곡	양계·양곡	
胃	양곡·해계	임읍·함곡	상양·여태		胃	해계·양곡	내정·통곡	해계·양곡	
脾	소부·대도	대돈·은백	경거·상구		脾	대도·소부	음릉천·음곡	대도·소부	
心	대돈·소충	음곡·소해	태백·신문		心	연곡·소부	심소해·음곡	연곡·소부	
小腸	임읍·후계	통곡·전곡	삼리·소해		小腸	양곡·곤륜	전곡·통곡	양곡·곤륜	
膀胱	상양·지음	삼리·위중	임읍·속골		膀胱	곤륜·양곡	통곡·전곡	곤륜·양곡	
腎	경거·부류	태백·태계	대돈·용천		腎	연곡·소부	음곡·심소해	연곡·소부	
心包	대돈·중충	음곡·곡택	태백·대릉		心包	노궁·연곡	곡택·음곡	노궁·연곡	
三焦	임읍·중저	통곡·액문	삼리·천정		三焦	지구·곤륜	액문·통곡	지구·곤륜	
膽	통곡·협계	상양·규음	양곡·양보		膽	양보·양곡	협계·통곡	양보·양곡	
肝	음곡·곡천	경거·중봉	소부·행간		肝	행간·소부	음곡·곡천	행간·소부	

※ '삼리'는 모두 足三里ST36를 말함.

※ 陰經의 '소해'는 少海HT03, 陽經의 소해는 小海SI08임.

한열격 『사암침구정전』				한열격 『사암도인침구요결』			
	열격熱格		한격寒格		열격熱格		한격寒格
肺	대도·어제	소해·척택	연곡·어제	肺	소부·어제	척택·음곡	태백·태연
大腸	해계·양곡	전곡·이간	곤륜·양계	大腸	양곡·해계	이간·통곡	양곡·양계
胃	양곡·해계	협계·내정	양계·해계	胃	해계·양곡	내정·통곡	삼리·위중
脾	소부·대도	곡천·음릉천	어제·대도	脾	대도·소부	음릉천·음곡	태백·태계
心	행간·소부	음곡·소해	대도·소부	心	소부·연곡	소해·음곡	소부·연곡
小腸	양보·양곡	통곡·전곡	해계·양곡	小腸	양곡·곤륜	전곡·통곡	소해·삼리
膀胱	양곡·곤륜	내정·통곡	양보·곤륜	膀胱	양곡·곤륜	전곡·통곡	삼리·위중
腎	어제·연곡	음릉천·음곡	행간·연곡	腎	소부·연곡	음곡·소해	태백·태계
心包	행간·노궁	음곡·곡택	대도·노궁	心包	소부·노궁	곡택·소해	태백·대릉
三焦	양보·지구	통곡·액문	해계·지구	三焦	지구·곤륜	액문·통곡	지구·곤륜
膽	곤륜·양보	이간·협계	양곡·양보	膽	양보·양곡	협계·통곡	위중·양릉천
肝	연곡·행간	척택·곡천	소부·행간	肝	행간·소부	음곡·곡천	태충·태백

※ 사암침 성립 시기는 WHO 표준경혈자리가 만들어지기 전이므로 실 시술 시 취혈 위치는 醫家마다 다를 수 있음.

※ 사암침의 구성원리가 된 '오수혈의 오행배속과 상생상극 원리'는 침처방 생성의 아이디어는 되었겠지만, 해당 원리로 치료 효과를 낸다고 할 수는 없음. 그러므로 '폐열격' 등의 처방은 그저 'A 침처방' 정도로 여겨야 하며 처방 구성 원리나 처방명에 구애받지 않아야 함. 예를 들어, '폐열격'이 폐한증을 主治하거나 '폐한격'이 폐열증 主治하는 것이 아님.

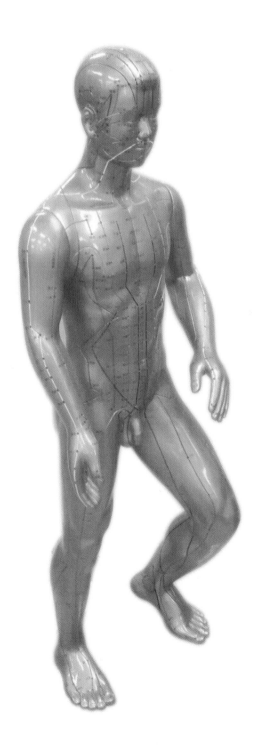

1. 十二經脈巡行《靈樞·經脈篇》

肺手太陰之脈폐수태음지맥

起于中焦, 下絡大腸, 還循胃口, 上膈屬肺, 從肺系, 橫出腋下, 下循臑內, 行少陰心主之前,

기우중초 하락대장 환순위구 상격속폐 종폐계 횡출액하 하순노내 행소음심주지전

下肘中, 循臂內上骨下廉, 入寸口, 上魚, 循魚際, 出大指之端.

하주중 순비내상골하렴 입촌구 상어 순어제 출대지지단

其支者, 從腕後, 直出次指內廉, 出其端.

기지자 종완후 직출차지내렴 출기단

大腸手陽明之脈대장수양명지맥

起于大指次指之端, 循指上廉, 出合谷兩骨之間, 上入兩筋之中, 循臂上廉, 入肘外廉,

기우대지차지지단 순지상렴 출합곡양골지간 상입양근지중 순비상렴 입주외렴

上臑外前廉, 上肩, 出髃骨之前廉, 上出于柱骨之會上, 下入缺盆, 絡肺, 下膈, 屬大腸.

상노외전렴 상견 출우골지전렴 상출우주골지회상 하입결분 락폐 하격 속대장

其支者, 從缺盆上頸, 貫頰, 入下齒中, 還出挾口, 交人中, 左之右, 右之左, 上挾鼻孔.

기지자 종결분상경 관협 입하치중 환출협구 교인중 좌지우 우지좌 상협비공

胃足陽明之脈위족양명지맥

起於鼻之交頞中, 旁納太陽之脈, 下循鼻外, 入上齒中, 還出挾口, 環脣, 下交承漿,

기어비지교알중　방납태양지맥　하순비외　입상치중　환출협구　환순　하교승장

却循頤後下廉, 出大迎, 循頰車, 上耳前, 過客主人, 循髮際, 至額顱.

각순이후하렴　출대영　순협거　상이전　과객주인　순발제　지액로

其支者, 從大迎前, 下人迎, 循喉嚨, 入缺盆, 下膈, 屬胃, 絡脾.

기지자　종대영전　하인영　순후롱　입결분　하격　속위　락비

其直者, 從缺盆下乳內廉, 下挾臍, 入氣街中.

기직자　종결분하유내렴　하협제　입기가중

其支者, 起于胃口, 下循腹裏, 下至氣街中而合, 以下髀關, 抵伏兎, 下膝臏中, 下循脛外廉,

기지자　기우위구　하순복리　하지기가중이합　이하비관　저복토　하슬빈중　하순경외렴

下足跗, 入中指內間.

하족부　입중지내간

其支者, 下廉三寸而別, 下入中指外間.

기지자　하렴삼촌이별　하입중지외간

其支者, 別跗上, 入大指間, 出其端.

기지자　별부상　입대지간　출기단

脾足太陰之脈비족태음지맥

起于大指之端, 循指內側白肉際, 過核骨後, 上內踝前廉, 上踹內, 循脛骨後, 交出厥陰之前,

기우대지지단　순지내측백육제　과핵골후　상내과전렴　상단내　순경골후　교출궐음지전

上膝股內前廉, 入腹, 屬脾, 絡胃, 上膈, 挾隣, 連舌本, 散舌下.

상슬고내전렴　입복　속비　락위　상격　협인　연설본　산설하

其支者, 復從胃, 別上膈, 注心中.

기지자　부종위　별상격　주심중

心手少陰之脈심수소음지맥

起于心中, 出屬心系, 下膈, 絡小腸.

기우심중 출속심계 하격 락소장

其支者, 從心系, 上挾咽, 繫目系.

기지자 종심계 상협인 계목계

其直者, 復從心系, 却上肺, 下出腋下, 下循臑內後廉, 行手太陰心主之後, 下肘內,

기직자 부종심계 각상폐 하출액하 하순노내후렴 행수태음심주지후 하주내

循臂內後廉, 抵掌後銳骨之端, 入掌內後廉, 循小指之內, 出其端.

순비내후렴 저장후예골지단 입장내후렴 순소지지내 출기단

小腸手太陽之脈소장수태양지맥

起于小指之端, 循手外側, 上腕, 出踝中, 直上循臂骨下廉, 出肘內側兩筋之間, 上循臑外後廉,

기우소지지단 순수외측 상완 출과중 직상순비골하렴 출주내측양근지간 상순노외후렴

出肩解, 繞肩胛, 交肩上, 入缺盆, 絡心, 循咽下膈, 抵胃, 屬小腸.

출견해 요견갑 교견상 입결분 락심 순인하격 저위 속소장

其支者, 從缺盆循頸, 上頰, 至目銳眥, 却入耳中.

기지자 종결분순경 상협 지목예자 각입이중

其支者, 別頰上䪼, 抵鼻, 至目內眥, 斜絡于顴.

기지자 별협상졸 저비 지목내자 사락우관

膀胱足太陽之脈방광족태양지맥

起于目內眥, 上額, 交巓.

기 우 목 내 자   상 액   교 전

其支者, 從巓至耳上角.

기 지 자   종 전 지 이 상 각

其直者, 從巓入絡腦, 還出別下項, 循肩髆內, 挾脊, 抵腰中, 入循膂, 絡腎, 屬膀胱.

기 직 자   종 전 입 락 뇌   환 출 별 하 항   순 견 박 내   협 척   저 요 중   입 순 려   락 신   속 방 광

其支者, 從腰中, 下挾脊, 貫臀, 入膕中.

기 지 자   종 요 중   하 협 척   관 둔   입 괵 중

其支者, 從髆內左右別下貫胛, 挾脊內, 過髀樞, 循髀外, 從後廉下合膕中, 以下貫踹內,

기 지 자   종 박 내 좌 우 별 하 관 갑   협 척 내   과 비 추   순 비 외   종 후 렴 하 합 괵 중   이 하 관 단 내

出外踝之後, 循京骨, 至小指外側.

출 외 과 지 후   순 경 골   지 소 지 외 측

腎足少陰之脈신족소음지맥

起于小指之下, 邪走足心, 出于然谷之下, 循內踝之後, 別入跟中, 以上踹內, 出膕內廉,

기 우 소 지 지 하   사 주 족 심   출 우 연 곡 지 하   순 내 과 지 후   별 입 근 중   이 상 단 내   출 괵 내 렴

上股內後廉, 貫脊, 屬腎, 絡膀胱.

상 고 내 후 렴   관 척   속 신   락 방 광

其直者, 從腎上貫肝膈, 入肺中, 循喉嚨, 挾舌本.

기 직 자   종 신 상 관 간 격   입 폐 중   순 후 롱   협 설 본

其支者, 從肺出, 絡心, 注胸中.

기 지 자   종 폐 출   락 심   주 흉 중

心主手厥陰心包絡之脈심주수궐음심포락지맥

起于胸中, 出屬心胞絡, 下膈, 歷絡三焦.

기우흉중　출속심포락　하격　력락삼초

其支者, 循胸出脇, 下腋三寸, 上抵腋下, 循臑內, 行太陰少陰之間, 入肘中, 下臂, 行兩筋之間,

기지자　순흉출협　하액삼촌　상저액하　순노내　행태음소음지간　입주중　하비　행양근지간

入掌中, 循中指, 出其端.

입장중　순중지　출기단

其支者, 別掌中, 循小指次指出其端.

기지자　별장중　순소지차지출기단

三焦手少陽之脈삼초수소양지맥

起于小指次指之端, 上出兩指之間, 循手表腕, 出臂外兩骨之間, 上貫肘, 循臑外上肩,

기우소지차지지단　상출양지지간　순수표완　출비외양골지간　상관주　순노외상견

而交出足少陽之後, 入缺盆, 布膻中, 散落心胞, 下膈, 循屬三焦.

이교출족소양지후　입결분　포단중　산락심포　하격　순속삼초

其支者, 從膻中, 上出缺盆, 上項, 繫耳後, 直上出耳上角, 以屈下頰, 至頗.

기지자　종단중　상출결분　상항　계이후　직상출이상각　이굴하협　지절

其支者, 從耳後入耳中, 出走耳前, 過客主人前, 交頰, 至目銳眥.

기지자　종이후입이중　출주이전　과객주인전　교협　지목예자

膽足少陽之脈담족소양지맥

起于目銳眥, 上抵頭角, 下耳後, 循頸, 行手少陽之前, 至肩上, 却交出手少陽之後, 入缺盆.

기우목예자　상저두각　하이후　순경　행수소양지전　지견상　각교출수소양지후　입결분

其支者, 從耳後入耳中, 出走耳前, 至目銳眥後.

기지자　종이후입이중　출주이전　지목예자후

其支者, 別銳眥, 下大迎, 合于手少陽, 抵于頔, 下加頰車, 下頸, 合缺盆, 以下胸中,

기지자　별예자　하대영　합우수소양　저우졸　하가협거　하경　합결분　이하흉중

貫膈, 絡肝, 屬膽, 循脇裏, 出其街, 繞毛際, 橫入髀厭中.

관격　락간　속담　순협리　출기가　요모제　횡입비염중

其直者, 從缺盆下腋, 循胸, 過季脇, 下合髀厭中, 以下循髀陽, 出膝外廉, 下外輔骨之前,

기직자　종결분하액　순흉　과계협　하합비염중　이하순비양　출슬외렴　하외보골지전

直下抵絕骨之端, 下出外踝之前, 循足跗上, 入小指次指之間.

직하저절골지단　하출외과지전　순족부상　입소지차지지간

其支者, 別跗上, 入大指之間, 循大指歧骨內, 出其端, 還貫爪甲, 出三毛.

기지자　별부상　입대지지간　순대지기골내　출기단　환관조갑　출삼모

肝足厥陰之脈간족궐음지맥

起于大指叢毛之際, 上循足跗上廉, 去內踝一寸, 上踝八寸, 交出太陰之後, 上膕內廉, 循股陰,

기우대지총모지제　상순족부상렴　거내과일촌　상과팔촌　교출태음지후　상괵내렴　순고음

入毛中, 過陰器, 抵小腹, 挾胃, 屬肝, 絡膽, 上貫膈, 布脇肋, 循喉嚨之後, 上入頏顙,

입모중　과음기　저소복　협위　속간　락담　상관격　포협록　순후롱지후　상입항상

連目系, 上出額, 與督脈會于前.

연목계　상출액　어독맥회우전

其支者, 從目系下頰裏, 環脣內. 其支者, 復從肝, 別貫膈, 上注肺

기지자　종목계하협리　환순내　기지자　부종간　별관격　상주폐

2. 是動病·所生病≪靈樞·經脈篇≫

手太陰肺經수태음폐경

1) 是動則病

시 동 즉 병

肺脹滿膨膨而喘欬, 缺盆中痛. 甚則, 交兩手而瞀, 此爲臂厥.

폐 창 만 팽 팽 이 천 해 결 분 중 통 심 즉 교 양 수 이 무 차 위 비 궐

2) 是主肺所生病者

시 주 폐 소 생 병 자

欬, 上氣, 喘渴, 煩心, 胸滿, 臑臂內前廉痛厥, 掌中熱.

해 상 기 천 갈 번 심 흉 만 노 비 내 전 렴 통 궐 장 중 열

氣盛有餘則, 肩背痛, 風寒汗出中風, 小便數而欠. 氣虛則, 肩背痛寒, 少氣不足以息, 尿色變.

기 성 유 여 즉 견 배 통 풍 한 한 출 중 풍 소 변 삭 이 흠 기 허 즉 견 배 통 한 소 기 부 족 이 식 뇨 색 변

爲此諸病, 盛則瀉之, 虛則補之, 熱則疾之, 寒則留之, 陷下則灸之, 不盛不虛, 以經取之.

위 차 제 병 성 즉 사 지 허 즉 보 지 열 즉 질 지 한 즉 류 지 함 하 즉 구 지 불 성 불 허 이 경 취 지

盛者, 寸口大三倍于人迎. 虛者, 則寸口反小于人迎也.

성 자 촌 구 대 삼 배 우 인 영 허 자 즉 촌 구 반 소 우 인 영 야

手陽明大腸經수양명대장경

1) 是動則病
시 동 즉 병

齒痛, 頸腫.

치 통　경 종

2) 是主津液所生病者
시 주 진 액 소 생 병 자

目黃, 口乾, 鼽衄, 喉痺, 肩前臑痛, 大指次指痛不用.

목 황　구 건　구 뉵　후 비　견 전 노 통　대 지 차 지 통 불 용

氣有餘則, 當脈所過者, 熱腫. 虛則, 寒慄不復.

기 유 여 즉　당 맥 소 과 자　열 종　허 즉　한 률 불 복

爲此諸病, 盛則瀉之, 虛則補之, 熱則疾之, 寒則留之, 陷下則灸之, 不盛不虛, 以經取之.

위 차 제 병　성 즉 사 지　허 즉 보 지　역 즉 질 지　한 즉 류 지　함 하 즉 구 지　불 성 불 허　이 경 취 지

盛者, 人迎大三倍于寸口. 虛者, 人迎反小于寸口也.

성 자　인 영 대 삼 배 우 촌 구　허 자　인 영 반 소 우 촌 구 야

足陽明胃經족양명위경

1) 是動則病
시 동 즉 병

洒洒振寒, 善呻數欠, 顔黑, 病至則惡人與火, 聞木聲則惕然而驚, 心欲動, 獨閉戶塞牖而處.

세세진한 선신삭흠 안흑 병지즉오인여화 문목성즉척연이경 심욕동 독폐호색유이처

甚則, 欲上高而歌, 棄衣而走, 賁響, 腹脹, 是爲骭厥.

심즉 욕상고이가 기의이주 분향 복창 시위한궐

2) 是主血所生病者
시 주 혈 소 생 병 자

狂, 瘧, 溫淫, 汗出, 鼽衄, 口喎脣胗, 頸腫喉痺, 大腹水腫, 膝臏腫痛,

광 학 온음 한출 구뉵 구와순진 경종후비 대복수종 슬빈종통

循膺乳氣街股伏兎骭外廉足跗上皆痛, 中指不用.

순응유기가고복토한외렴족부상개통 중지불용

氣盛則, 身以前皆熱, 其有餘于胃則, 消穀善饑, 溺色黃. 氣不足則, 身以前皆寒慄,

기성즉 신이전개열 기유여우위즉 소곡선기 뇨색황 기부족즉 신이전개한률

胃中寒則, 脹滿.

위중한즉 창만

爲此諸病, 盛則瀉之, 虛則補之, 熱則疾之, 寒則留之, 陷下則灸之, 不盛不虛, 以經取之.

위차제병 성즉사지 허즉보지 열즉질지 한즉류지 함하즉구지 불성불허 이경취지

盛者, 人迎大三倍于寸口. 虛者, 人迎反小于寸口也.

성자 인영대삼배우촌구 허자 인영반소우촌구야

足太陰脾經족태음비경

1) 是動則病
시 동 즉 병

舌本强, 食則嘔, 胃脘痛, 腹脹, 善噫, 得後與氣則快然如衰, 身體皆重.

설 본 강 식 즉 구 위 완 통 복 창 선 애 득 후 여 기 즉 쾌 연 여 쇠 신 체 개 중

2) 是主脾所生病者
시 주 비 소 생 병 자

舌本痛, 體不能動搖, 食不下, 煩心, 心下急痛, 溏瘕泄, 水閉, 黃疸, 不能臥, 强立,

설 본 통 체 불 능 동 요 식 불 하 번 심 심 하 급 통 당 가 설 수 폐 황 달 불 능 와 강 립

股膝內腫厥, 足大指不用.

고 슬 내 종 궐 족 대 지 불 용

爲此諸病, 盛則瀉之, 虛則補之, 熱則疾之, 寒則留之, 陷下則灸之, 不盛不虛, 以經取之.

위 차 제 병 성 즉 사 지 허 즉 보 지 열 즉 질 지 한 즉 류 지 함 하 즉 구 지 불 성 불 허 이 경 취 지

盛者, 寸口大三倍于人迎. 虛者, 寸口反小于人迎也.

성 자 촌 구 대 삼 배 우 인 영 허 자 촌 구 반 소 우 인 영 야

1) 是動則病

시 동 즉 병

嗌乾, 心痛, 渴而欲飮, 是爲臂厥.

익 건　심 통　갈 이 욕 음　시 위 비 궐

2) 是主心所生病者

시 주 심 소 생 병 자

目黃, 脇痛, 臑臂內後廉痛厥, 掌中熱痛.

목 황　협 통　노 비 내 후 렴 통 궐　장 중 열 통

爲此諸病, 盛則瀉之, 虛則補之, 熱則疾之, 寒則留之, 陷下則灸之, 不盛不虛, 以經取之.

위 차 제 병　성 즉 사 지　허 즉 보 지　열 즉 질 지　한 즉 류 지　함 하 즉 구 지　불 성 불 허　이 경 취 지

盛者, 寸口大再倍于人迎. 虛者, 寸口反小于人迎也.

성 자　촌 구 대 재 배 우 인 영　허 자　촌 구 반 소 우 인 영 야

1) 是動則病
시 동 즉 병

嗌痛, 頷腫, 不可以顧, 肩似拔, 臑似折.

익 통　함 종　불 가 이 고　견 사 발　노 사 절

2) 是主液所生病者
시 주 액 소 생 병 자

耳聾, 目黃, 頰腫, 頸頷肩臑肘臂外後廉痛.

이 롱　목 황　협 종　경 함 견 노 주 비 외 후 렴 통

爲此諸病, 盛則瀉之, 虛則補之, 熱則疾之, 寒則留之, 陷下則灸之, 不盛不虛, 以經取之.

위 차 제 병　성 즉 사 지　허 즉 보 지　열 즉 질 지　한 즉 류 지　함 하 즉 구 지　불 성 불 허　이 경 취 지

盛者, 人迎大再倍于寸口. 虛者, 人迎反小于寸口也.

성 자　인 영 대 재 배 우 촌 구　허 자　인 영 반 소 우 촌 구 야

足太陽膀胱經족태양방광경

1) 是動則病
시 동 즉 병

衝頭痛, 目似脫, 項如拔, 脊痛, 腰似折, 髀不可以曲, 膕如結, 腨如裂, 是爲踝厥.

충 두 통 목 사 탈 항 여 발 척 통 요 사 절 비 불 가 이 곡 괵 여 결 단 여 렬 시 위 과 궐

2) 是主筋所生病者
시 주 근 소 생 병 자

痔, 瘧, 狂, 癲疾, 頭顖項痛, 目黃, 淚出, 鼽衄, 項背腰尻膕腨脚皆痛, 小指不用.

치 학 광 전 질 두 신 항 통 목 황 루 출 구 뉵 항 배 요 고 괵 단 각 개 통 소 지 불 용

爲此諸病, 盛則瀉之, 虛則補之, 熱則疾之, 寒則留之, 陷下則灸之, 不盛不虛, 以經取之.

위 차 제 병 성 즉 사 지 허 즉 보 지 열 즉 질 지 한 즉 류 지 함 하 즉 구 지 불 성 불 허 이 경 취 지

盛者, 人迎大再倍于寸口. 虛者, 人迎反小于寸口也.

성 자 인 영 대 재 배 우 촌 구 허 자 인 영 반 소 우 촌 구 야

足少陰腎經족소음신경

1) 是動則病
시 동 즉 병

饑不欲食, 面如漆柴, 欬唾則有血, 喝喝而喘, 坐而欲起, 目䀮䀮如無所見, 心如懸若饑狀.

기불욕식 면여칠시 해타즉유혈 애애이천 좌이욕기 목황황여무소견 심여현약기상

氣不足則善恐, 心惕惕如人將捕之, 是爲骨厥.

기부족즉선공 심척척여인장포지 시위골궐

2) 是主腎所生病者
시 주 신 소 생 병 자

口熱, 舌乾, 咽腫, 上氣, 嗌乾及痛, 煩心, 心痛, 黃疸, 腸澼, 脊股內後廉痛, 痿厥, 嗜臥,

구열 설건 인종 상기 익건급통 번심 심통 황달 장벽 척고내후렴통 위궐 기와

足下熱而痛.

족 하 열 이 통

爲此諸病, 盛則瀉之, 虛則補之, 熱則疾之, 寒則留之, 陷下則灸之, 不盛不虛, 以經取之.

위차제병 성즉사지 허즉보지 열즉질지 한즉류지 함하즉구지 불성불허 이경취지

盛者, 寸口大再倍于人迎. 虛者, 寸口反小于人迎也.

성자 촌구대재배우인영 허자 촌구반소우인영야

手厥陰心包經수궐음심포경

1) 是動則病
시 동 즉 병

手心熱, 臂肘攣急, 腋腫. 甚則, 胸脇支滿, 心中憺憺大動, 面赤, 目黃, 喜笑不休.

수 심 열　비 주 련 급　액 종　심 즉　흉 협 지 만　심 중 담 담 대 동　면 적　목 황　희 소 불 휴

2) 是主脈所生病者
시 주 맥 소 생 병 자

煩心, 心痛, 掌中熱.

번 심　심 통　장 중 열

爲此諸病, 盛則瀉之, 虛則補之, 熱則疾之, 寒則留之, 陷下則灸之, 不盛不虛, 以經取之.

위 차 제 병　성 즉 사 지　허 즉 보 지　열 즉 질 지　한 즉 류 지　함 하 즉 구 지　불 성 불 허　이 경 취 지

盛者, 寸口大一倍于人迎. 虛者, 寸口反小于人迎也.

성 자　촌 구 대 일 배 우 인 영　허 자　촌 구 반 소 우 인 영 야

1) 是動則病
시 동 즉 병

耳聾渾渾燉燉, 嗌腫, 喉痺.

이 롱 혼 혼 돈 돈　익 종　후 비

2) 是主氣所生病者
시 주 기 소 생 병 자

汗出, 目銳眥痛, 頰痛, 耳後肩臑肘臂外皆痛, 小指次指不用.

한 출　목 예 자 통　협 통　이 후 견 노 주 비 외 개 통　소 지 차 지 불 용

爲此諸病, 盛則瀉之, 虛則補之, 熱則疾之, 寒則留之, 陷下則灸之, 不盛不虛, 以經取之.

위 차 제 병　성 즉 사 지　허 즉 보 지　열 즉 질 지　한 즉 류 지　함 하 즉 구 지　불 성 불 허　이 경 취 지

盛者, 人迎大一倍于寸口. 虛者, 人迎反小于寸口也.

성 자　인 영 대 일 배 우 촌 구　허 자　인 영 반 소 우 촌 구 야

足少陽膽經족소양담경

1) 是動則病
시 동 즉 병

口苦, 善太息, 心脇痛, 不能轉側. 甚則, 面微有塵, 體無膏澤, 足外反熱, 是爲陽厥.

구 고 선 태 식 심 협 통 불 능 전 측 심 즉 면 미 유 진 체 무 고 택 족 외 반 열 시 위 양 궐

2) 是主骨所生病者
시 주 골 소 생 병 자

頭痛, 頷痛, 目銳眥痛, 缺盆中腫痛, 腋下腫, 馬刀俠癭, 汗出, 振寒, 瘧,

두 통 함 통 목 예 자 통 결 분 중 종 통 액 하 종 마 도 협 영 한 출 진 한 학

胸脇肋髀膝外至脛絶骨外踝前及諸節皆痛, 小指次指不用.

흉 협 륵 비 슬 외 지 경 절 골 외 과 전 급 제 절 개 통 소 지 차 지 불 용

爲此諸病, 盛則瀉之, 虛則補之, 熱則疾之, 寒則留之, 陷下則灸之, 不盛不虛, 以經取之.

위 차 제 병 성 즉 사 지 허 즉 보 지 열 즉 질 지 한 즉 류 지 함 하 즉 구 지 불 성 불 허 이 경 취 지

盛者, 人迎大一倍于寸口. 虛者, 人迎反小于寸口也.

성 자 인 영 대 일 배 우 촌 구 허 자 인 영 반 소 우 촌 구 야

足厥陰肝經족궐음간경

1) 是動則病
시 동 즉 병

腰痛不可以俛仰, 丈夫㿉疝, 婦人少腹腫. 甚則, 嗌乾, 面塵脫色.

요 통 불 가 이 면 앙 장 부 퇴 산 부 인 소 복 종 심 즉 익 건 면 진 탈 색

2) 是主肝所生病者
시 주 간 소 생 병 자

胸滿, 嘔逆, 飱泄, 狐疝, 遺溺, 閉癃.

흉 만 구 역 손 설 호 산 유 뇨 폐 륭

爲此諸病, 盛則瀉之, 虛則補之, 熱則疾之, 寒則留之, 陷下則灸之, 不盛不虛, 以經取之.

위 차 제 병 성 즉 사 지 허 즉 보 지 열 즉 질 지 한 즉 류 지 함 하 즉 구 지 불 성 불 허 이 경 취 지

盛者, 寸口大一倍于人迎. 虛者, 寸口反小于人迎也.

성 자 촌 구 대 일 배 우 인 영 허 자 촌 구 반 소 우 인 영 야

陰經음경	所生病소생병	是動病厥시동병궐
手太陰肺經수태음폐경	肺폐	臂厥비궐
足太陰脾經족태음비경	脾비	
手少陰心經수소음심경	心심	臂厥비궐
足少陰腎經족소음신경	腎신	骨厥골궐
手厥陰心包經수궐음심포경	脈맥	
足厥陰肝經족궐음간경	肝간	

陽經양경	所生病소생병	是動病厥시동병궐
手陽明大腸經수양명대장경	津진	
足陽明胃經족양명위경	血혈	骭厥한궐
手太陽小腸經수태양소장경	液액	
足太陽膀胱經족태양방광경	筋근	踝厥과궐
手少陽三焦經수소양삼초경	氣기	
足少陽膽經족소양담경	骨골	陽厥양궐

3. 瀕湖脈學 體狀詩(빈호맥학 체상시)

1. 浮脈(부맥)

浮脈惟從肉上行 如循榆莢似毛輕
부맥유종육상행 여순유협사모경

三秋得令知無恙 久病逢之却可驚
삼추득령지무양 구병봉지각가경

2. 沈脈(침맥)

水行潤下脈來沈 筋骨之間軟滑勻
수행윤하맥래침 근골지간연활균

女子寸兮男子尺 四時如此號爲平
여자촌혜남자척 사시여차호위평

3. 遲脈(지맥)

遲來一息至惟三 陽不勝陰氣血寒
지래일식지유삼 양불승음기혈한

但把浮沈分表裏 消陰須益火之原
단파부침분표리 소음수익화지원

4. 數脈(삭맥)

數脈息間常六至 陰微陽盛必狂煩
삭맥식간상육지 음미양성필광번

浮沈表裏分虛實 惟有兒童作吉看
부침표리분허실 유유아동작길간

5. 滑脈(활맥)

滑脈如珠替替然 往來流利却還前
활맥여주체체연 왕래유리각환전

莫將滑數爲同類 數脈惟看至數間
막장활삭위동류 삭맥유간지수간

6. 濇脈(색맥)

細遲短濇往來難 散止依稀應指間
세지단삽왕래난 산지의희응지간

如雨沾沙容易散 病蠶食葉慢而艱
여우첨사용이산 병잠식엽만이간

7. 虛脈(허맥)

擧之遲大按之鬆 脈狀無涯類谷空
거지지대안지송 맥상무애류곡공

莫把芤虛爲一例 芤來浮大似慈蔥
막파규허위일례 규래부대사자총

8. 實脈(실맥)

浮沈皆得大而長 應指無虛幅幅强
부침개득대이장 응지무허폭폭강

熱蘊三焦成壯火 通腸發汗始安康
열온삼초성장화 통장발한시안강

9. 長脈(장맥)

過于本位脈名長 弦則非然但滿張
과우본위맥명장 현즉비연단만장

弦脈與長爭較遠 良工尺度自能量
현맥여장쟁교원 양공척도자능량

10. 短脈(단맥)

兩頭縮縮名爲短 濇短遲遲細且難
양두축축명위단 삽단지지세차난

短濇以浮秋喜見 三春爲賊有邪干
단삽이부추희현 삼춘위적유사간

11. 洪脈(홍맥)

脈來洪盛去還衰 滿指滔滔應夏時
맥래홍성거환쇠 만지도도응하시

若在春秋冬月分 升陽散火莫狐疑
약재춘추동월분 승양산화막호의

12. 微脈(미맥)

微脈輕微瞥瞥乎 按之欲絕有如無
미맥경미별별호 안지욕절유여무

微爲陽弱細陰弱 細比于微略較粗
미위양약세음약 세비우미약교조

13. 緊脈(긴맥)

擧如轉索切如繩 脈象因之得緊名
거여전삭절여승 맥상인지득긴명

總是寒邪來作寇 內爲腹病外身疼
총시한사래작구 내위복병외신동

14. 緩脈(완맥)

緩脈阿阿四至通 柳梢裊裊颭輕風
완맥아아사지통 유초뇨뇨점경풍

欲從脈裏求神氣 只在從容和緩中
욕종맥리구신기 지재종용화완중

15. 芤脈(규맥)

芤形浮大軟如蔥 邊實須知內已空
규형부대연여총 변실수지내이공

火犯陽經血上溢 熱侵陰絡下流紅
화범양경혈상일 열침음락하류홍

16. 弦脈(현맥)

弦脈迢迢端直長 肝經木旺土應傷
현맥초초단직장 간경목왕토응상

怒氣滿胸常欲叫 翳蒙瞳子淚淋浪
노기만흉상욕규 예몽동자루림랑

17. 革脈(혁맥)

革脈形如按鼓皮 芤弦相合脈寒虛
혁맥형여안고피 규현상합맥한허

婦人半産幷崩漏 男子營虛或夢遺
부인반산병붕루 남자영허혹몽유

18. 牢脈(뇌맥)

弦長實大脈牢堅 牢位常居沈伏間
현장실대맥뢰견 뇌위상거침복간

革脈芤弦自浮起 革虛牢實要詳看
혁맥규현자부기 혁허뇌실요상간

19. 濡脈(유맥)

濡形浮細按須輕 水面浮綿力不禁
유형부세안수경 수면부면역불금

病後産中猶有藥 平人若見是無根
병후산중유유약 평인약현시무근

20. 弱脈(약맥)

弱來無力按之柔 柔細而沈不見浮
약래무력안지유 유세이침불현부

陽陷入陰精血弱 白頭猶可少年愁
양함입음정혈약 백두유가소년수

21. 散脈(산맥)

散似楊花散漫飛 去來無定至難齊
산 사 양 화 산 만 비　거 래 무 정 지 난 제

産爲生兆胎爲墮 久病逢之不必醫
산 위 생 조 태 위 타　구 병 봉 지 불 필 의

22. 細脈(세맥)

細來累累細如絲 應指沈沈無絶期
세 래 루 루 세 여 사　응 지 침 침 무 절 기

春夏少年俱不利 秋冬老弱却相宜
춘 하 소 년 구 불 리　추 동 노 약 각 상 의

23. 伏脈(복맥)

伏脈推筋著骨尋 指間裁動隱然深
복 맥 추 근 착 골 심　지 간 재 동 은 연 심

傷寒欲汗陽將解 厥逆臍疼症屬陰
상 한 욕 한 양 장 해　궐 역 제 동 증 속 음

24. 動脈(동맥)

動脈搖搖數在關 無頭無尾豆形圓
동 맥 요 요 삭 재 관　무 두 무 미 두 형 원

其原本是陰陽搏 虛則搖兮勝則安
기 원 본 시 음 양 박　허 즉 요 혜 승 즉 안

25. 促脈(촉맥)

促脈數而時一止 此爲陽克欲亡陰
촉 맥 삭 이 시 일 지　차 위 양 극 욕 망 음

三焦鬱火炎炎盛 進必無生退可生
삼 초 울 화 염 염 성　진 필 무 생 퇴 가 생

26. 結脈(결맥)

結脈緩而時一止 獨陰偏盛欲亡陽
결 맥 완 이 시 일 지　독 음 편 성 욕 망 양

浮爲氣滯沈爲積 汗下分明在主張
부 위 기 체 침 위 적　한 하 분 명 재 주 장

27. 代脈(대맥)

動而中止不能還 復動因而作代看
동 이 중 지 불 능 환　부 동 인 이 작 대 간

病者得之猶可療 平人却與壽相關
병 자 득 지 유 가 료　평 인 각 여 수 상 관

4. 本草分類(본초분류)

01. 解表藥

01.1 發散風寒藥

麻黃(마황)
桂枝(계지)
紫蘇葉(자소엽)
荊芥(형개)
羌活(강활)
白芷(백지)
防風(방풍)
藁本(고본)
辛夷(신이)
細辛(세신)
生薑(생강)
香薷(향유)
葱白(총백)
檉柳(정류)
蒼耳子(창이자)

01.2 發散風熱藥

薄荷(박하)
牛蒡子(우방자)
桑葉(상엽)
菊花(국화)
葛根(갈근)
柴胡(시호)
升麻(승마)
蔓荊子(만형자)
淡豆豉(담두시)
蟬蛻(선태)
浮萍(부평)
木賊(목적)

02. 淸熱藥

02.1 淸熱瀉火藥

石膏(석고)
知母(지모)
蘆根(노근)
瓜蔞根(과루근)
竹葉(죽엽)
梔子(치자)
夏枯草(하고초)
淡竹葉(담죽엽)
密蒙花(밀몽화)
靑葙子(청상자)
槐角(괴각)

02.2 淸熱燥濕藥

黃芩(황금)
黃連(황련)
黃柏(황백)
龍膽草(용담초)
苦參(고삼)
白鮮皮(백선피)
大豆黃卷(대두황권)

02.3 淸熱凉血藥

犀角(서각)
生地黃(생지황)
乾地黃(건지황)
玄參(현삼)
牡丹皮(목단피)
赤芍藥(적작약)
紫草(자초)

02.4 淸熱解毒藥

金銀花(금은화)
連翹(연교)
蒲公英(포공영)
紫花地丁(자화지정)
大靑葉(대청엽)
板藍根(판람근)
靑黛(청대)
牛黃(우황)
馬齒莧(마치현)
白頭翁(백두옹)
秦皮(진피)
敗醬(패장)
白花蛇舌草(백화사설초)
熊膽(웅담)
白蘞(백렴)
漏蘆(누로)
山慈姑(산자고)
綠豆(녹두)
萎陵菜(위릉채)
野菊花(야국화)
忍冬藤(인동등)
蚤休(조휴)
半邊蓮(반변련)

土茯苓(토복령)

魚腥草(어성초)

射干(사간)

山豆根(산두근)

02.5 淸虛熱藥

靑蒿(청호)

白薇(백미)

地骨皮(지골피)

銀柴胡(은시호)

胡黃連(호황련)

03. 瀉下藥

03.1 攻下藥

大黃(대황)

芒硝(망초)

蘆薈(노회)

03.2 潤下藥

火麻仁(화마인)

郁李仁(욱리인)

03.3 峻下逐水藥

甘遂(감수)

大戟(대극)

芫花(원화)

牽牛子(견우자)

商陸(상륙)

巴豆(파두)

續隨子(속수자)

04. 祛風濕藥

04.1 祛風濕止痺痛藥

獨活(독활)

威靈仙(위령선)

防己(방기)

秦艽(진교)

海桐皮(해동피)

草烏(초오)

蠶沙(잠사)

馬錢子(마전자)

04.2 舒筋活絡藥

木瓜(모과)

絡石藤(낙석등)

桑枝(상지)

金錢白花蛇(금전백화사)

蘄蛇(기사)

豨薟草(희렴초)

烏梢蛇(오초사)

臭梧桐(취오동)

04.3 祛風濕强筋骨藥

五加皮(오가피)

虎骨(호골)

槲寄生(곡기생)

桑寄生(상기생)

05. 芳香化濕藥

蒼朮(창출)

厚朴(후박)

廣藿香(광곽향)

砂仁(사인)

白豆蔲(백두구)

草豆蔲(초두구)

草果(초과)

佩蘭(패란)

06. 利水滲濕藥

06.1 利水退腫藥

茯苓(복령)

猪苓(저령)

澤瀉(택사)

薏苡仁(의이인)

冬瓜皮(동과피)

赤小豆(적소두)

玉米鬚(옥미수)

06.2 利尿通淋藥

車前子(차전자)

木通(목통)

滑石(활석)

通草(통초)

海金沙(해금사)

石韋(석위)

萆薢(비해)

地膚子(지부자)

萹蓄(편축)

瞿麥(구맥)

冬葵子(동규자)

燈心草(등심초)

三白草(삼백초)

06.3 利濕退黃藥

茵蔯蒿(인진호)

金錢草(금전초)

07. 溫裏藥

附子(부자)
川烏頭(천오두)
乾薑(건강)
肉桂(육계)
吳茱萸(오수유)
蜀椒(촉초)
蓽撥(필발)
蓽澄茄(필징가)
丁香(정향)
高良薑(고량강)
小茴香(소회향)
胡椒(호초)

08. 理氣藥

陳皮(진피)
靑皮(청피)
枳實(지실)
枳殼(지각)
木香(목향)
香附子(향부자)
烏藥(오약)
沈香(침향)
川楝子(천련자)
荔枝核(여지핵)
靑木香(청목향)
薤白(해백)
檀香(단향)
柿蒂(시체)
玫瑰花(매괴화)
大腹皮(대복피)
土木香(토목향)

甘松香(감송향)

09. 消食藥

山楂(산사)
神麯(신곡)
麥芽(맥아)
穀芽(곡아)
萊菔子(나복자)
鷄內金(계내금)

10. 驅蟲藥

使君子(사군자)
苦楝皮(고련피)
檳榔子(빈랑자)
雷丸(뇌환)
鶴虱(학슬)
榧子(비자)
蕪黃(무이)
貫衆(관중)

11. 止血藥

11.1 收斂止血藥

龍芽草(용아초)
白芨(백급)
棕櫚皮(종려피)
藕節(우절)

11.2 凉血止血藥

大薊(대계)
小薊(소계)
地楡(지유)

槐花(괴화)
側柏葉(측백엽)
白茅根(백모근)
羊蹄根(양제근)

11.3 化瘀止血藥

三七(삼칠)
蒲黃(포황)
茜草根(천초근)

11.4 溫經止血藥

艾葉(애엽)

12. 活血祛瘀藥

川芎(천궁)
乳香(유향)
沒藥(몰약)
玄胡索(현호색)
鬱金(울금)
薑黃(강황)
莪朮(아출)
三棱(삼릉)
丹蔘(단삼)
虎杖根(호장근)
益母草(익모초)
桃仁(도인)
紅花(홍화)
五靈脂(오령지)
牛膝(우슬)
穿山甲(천산갑)
蟅蟲(자충)
水蛭(수질)
澤蘭(택란)

凌霄花(능소화)

自然銅(자연동)

王不留行(왕불유행)

蘇木(소목)

乾漆(건칠)

皂角刺(조각자)

血竭(혈갈)

茺蔚子(충울자)

卷柏(권백)

鷄血藤(계혈등)

13. 化痰止咳平喘藥

13.1 溫化寒痰藥

半夏(반하)

天南星(천남성)

白附子(백부자)

白芥子(백개자)

旋覆花(선복화)

白前(백전)

13.2 淸化熱痰藥

前胡(전호)

桔梗(길경)

瓜蔞(과루)

川貝母(천패모)

浙貝母(절패모)

天竺黃(천축황)

竹茹(죽여)

竹瀝(죽력)

靑礞石(청몽석)

海藻(해조)

昆布(곤포)

胖大海(반대해)

枇杷葉(비파엽)

冬瓜子(동과자)

13.3 止咳平喘藥

杏仁(행인)

百部根(백부근)

紫菀(자완)

款冬花(관동화)

蘇子(소자)

桑白皮(상백피)

葶藶子(정력자)

馬兜鈴(마두령)

白果(백과)

14. 安神藥

朱砂(주사)

磁石(자석)

龍骨(용골)

琥珀(호박)

酸棗仁(산조인)

柏子仁(백자인)

遠志(원지)

合歡皮(합환피)

靈芝(영지)

夜交藤(야교등)

15. 平肝藥

15.1 平肝息風藥

羚羊角(영양각)

釣鉤藤(조구등)

天麻(천마)

白殭蠶(백강잠)

全蝎(전갈)

蜈蚣(오공)

蚯蚓(구인)

決明子(결명자)

15.2 平肝潛陽藥

石決明(석결명)

牡蠣(모려)

珍珠(진주)

代赭石(대자석)

白蒺藜(백질려)

16. 開竅藥

麝香(사향)

冰片(빙편)

石菖蒲(석창포)

蘇合香(소합향)

安息香(안식향)

蟾酥(섬수)

樟腦(장뇌)

17. 補益藥

17.1 補氣藥

人蔘(인삼)

黨參(당삼)

黃芪(황기)

白朮(백출)

山藥(산약)

白扁豆(백편두)

甘草(감초)

大棗(대조)

蜂蜜(봉밀)

17.2 補陽藥

鹿茸(녹용)
鹿角(녹각)
鹿角膠(녹각교)
鹿角霜(녹각상)
巴戟天(파극천)
肉蓯蓉(육종용)
仙茅(선모)
淫羊藿(음양곽)
胡蘆巴(호로파)
杜仲(두충)
續斷(속단)
補骨脂(보골지)
狗脊(구척)
益智仁(익지인)
骨碎補(골쇄보)
冬蟲夏草(동충하초)
蛤蚧(합개)
胡桃仁(호도인)
紫何車(자하거)
菟絲子(토사자)
沙苑蒺藜(사원질려)
鎖陽(쇄양)
韭子(구자)
陽起石(양기석)
海狗腎(해구신)
海馬(해마)
蛇床子(사상자)

17.3 補血藥

當歸(당귀)
熟地黃(숙지황)
白芍藥(백작약)
何首烏(하수오)

阿膠(아교)
龍眼肉(용안육)

17.4 補陰藥

沙蔘(사삼)
麥門冬(맥문동)
天門冬(천문동)
石斛(석곡)
玉竹(옥죽)
黃精(황정)
白合(백합)
枸杞子(구기자)
桑椹子(상심자)
旱蓮草(한련초)
女貞子(여정자)
龜板(구판)
鱉甲(별갑)
黑芝麻(흑지마)
楮實子(저실자)

18. 收澁藥

18.1 止汗藥

浮小麥(부소맥)
麻黃根(마황근)
糯稻根(나도근)

18.2 止瀉藥

訶子(가자)
肉豆蔲(육두구)
赤石脂(적석지)
烏梅(오매)
罌粟殼(앵속각)
禹餘糧(우여량)

石榴皮(석류피)
椿皮(춘피)
五倍子(오배자)

18.3 澁精縮尿止帶藥

五味子(오미자)
蓮子肉(연자육)
芡實(검실)
山茱萸(산수유)
金櫻子(금앵자)
桑螵蛸(상표초)
覆盆子(복분자)
海螵蛸(해표초)
白礬(백반)

19. 涌吐藥

瓜蒂(과체)
常山(상산)
膽礬(담반)
藜蘆(여로)

20. 外用藥

硫黃(유황)
砒石(비석)
雄黃(웅황)
輕粉(경분)
鉛丹(연단)
爐甘石(노감석)
硼砂(붕사)
斑蝥(반모)
露蜂房(노봉방)
大風子(대풍자)
木槿皮(목근피)

本草索引(본초색인)

백선피 02.2
백자인 14.
백작약 17.3
백전 13.1
백지 01.1
백질려 15.2
백출 17.1
백편두 17.1
백합 17.4
백화사설초 02.4
별갑 17.4
보골지 17.2
복령 06.1
복분자 18.3
봉밀 17.1
부소맥 18.1
부자 07.
부평 01.2
붕사 20.
비석 20.
비자 10.
비파엽 13.2
비해 06.2
빈랑자 10.
빙편 16.
사간 02.4
사군자 10.

사삼 17.4
사상자 17.2
사원질려 17.2
사인 05.
사향 16.
산두근 02.4
산사 09.
산수유 18.3
산약 17.1
산자고 02.4
산조인 14.
삼릉 12.
삼백초 06.2
삼칠 11.3
상기생 04.3
상륙 03.3
상백피 13.3
상산 19.
상심자 17.4
상엽 01.2
상지 04.2
상표초 18.3
생강 01.1
생지황 02.3
서각 02.3
석결명 15.2
석고 02.1

석곡 17.4
석류피 18.2
석위 06.2
석창포 16.
선모 17.2
선복화 13.1
선태 01.2
섬수 16.
세신 01.1
소계 11.2
소목 12.
소자 13.3
소합향 16.
소회향 07.
속단 17.2
속수자 03.3
쇄양 17.2
수질 12.
숙지황 17.3
승마 01.2
시체 08.
시호 01.2
신곡 09.
신이 01.1
아교 17.3
아출 12.
안식향 16.

애엽 11.4
앵속각 18.2
야교등 14.
야국화 02.4
양기석 17.2
양제근 11.2
어성초 02.4
여로 19.
여정자 17.4
여지핵 08.
연교 02.4
연단 20.
연자육 18.3
영양각 15.1
영지 14.
오가피 04.3
오공 15.1
오령지 12.
오매 18.2
오미자 18.3
오배자 18.2
오수유 07.
오약 08.
오초사 04.2
옥미수 06.1
옥죽 17.4
왕불유행 12.

용골 14.
용담초 02.2
용아초 11.1
용안육 17.3
우방자 01.2
우슬 12.
우여량 18.2
우절 11.1
우황 02.4
욱리인 03.2
울금 12.
웅담 02.4
웅황 20.
원지 14.
원화 03.3
위령선 04.1
위릉채 02.4
유향 12.
유황 20.
육계 07.
육두구 18.2
육종용 17.2
은시호 02.5
음양곽 17.2
의이인 06.1
익모초 12.
익지인 17.2

經穴索引(경혈색인) 총 361穴

ㄱ			ㅁ
角孫(각손) TE20	崑崙(곤륜) BL60	勞宮(노궁) PC08	命門(명문) GV04
間使(간사) PC05	公孫(공손) SP04	臑俞(노수) SI10	目窓(목창) GB16
肝俞(간수) BL18	孔最(공최) LU06	顱息(노식) TE19	眉衝(미충) BL03
强間(강간) GV18	關門(관문) ST22	臑會(노회) TE13	
巨骨(거골) LI16	關元(관원) CV04	腦空(뇌공) GB19	ㅂ
巨闕(거궐) CV14	關元俞(관원수) BL26	腦戶(뇌호) GV17	膀胱俞(방광수) BL28
巨髎(거료) ST03	關衝(관충) TE01	漏谷(누곡) SP07	魄戶(백호) BL42
居髎(거료) GB29	光明(광명) GB37		白環俞(백환수) BL30
建里(건리) CV11	交信(교신) KI08	ㄷ	百會(백회) GV20
膈關(격관) BL46	鳩尾(구미) CV15	膻中(단중) CV17	秉風(병풍) SI12
膈俞(격수) BL17	丘墟(구허) GB40	膽俞(담수) BL19	步廊(보랑) KI22
肩髎(견료) TE14	顴髎(권료) SI18	大巨(대거) ST27	腹結(복결) SP14
肩外俞(견외수) SI14	厥陰俞(궐음수) BL14	大都(대도) SP02	僕參(복삼) BL61
肩髃(견우) LI15	歸來(귀래) ST29	大敦(대돈) LR01	腹哀(복애) SP16
肩貞(견정) SI09	郄門(극문) PC04	大陵(대릉) PC07	伏兎(복토) ST32
肩井(견정) GB21	極泉(극천) HT01	帶脈(대맥) GB26	腹通谷(복통곡) KI20
肩中俞(견중수) SI15	筋縮(근축) GV08	大迎(대영) ST05	本神(본신) GB13
缺盆(결분) ST12	金門(금문) BL63	大腸俞(대장수) BL25	浮郄(부극) BL38
經渠(경거) LU08	急脈(급맥) LR12	大杼(대저) BL11	扶突(부돌) LI18
京骨(경골) BL64	箕門(기문) SP11	大鍾(대종) KI04	復溜(부류) KI07
京門(경문) GB25	期門(기문) LR14	大椎(대추) GV14	浮白(부백) GB10
瘈脈(계맥) TE18	氣舍(기사) ST11	大包(대포) SP21	附分(부분) BL41
庫房(고방) ST14	氣衝(기충) ST30	大赫(대혁) KI12	府舍(부사) SP13
膏肓(고황) BL43	氣海(기해) CV06	大橫(대횡) SP15	跗陽(부양) BL59
曲骨(곡골) CV02	氣海俞(기해수) BL24	陶道(도도) GV13	不容(불용) ST19
曲鬢(곡빈) GB07	氣穴(기혈) KI13	犢鼻(독비) ST35	髀關(비관) ST31
曲垣(곡원) SI13	氣戶(기호) ST13	督俞(독수) BL16	臂臑(비노) LI14
曲池(곡지) LI11		瞳子髎(동자료) GB01	脾俞(비수) BL20
曲差(곡차) BL04	ㄴ	頭竅陰(두규음) GB11	飛揚(비양) BL58
曲泉(곡천) LR08	絡却(낙각) BL08	頭維(두유) ST08	
曲澤(곡택) PC03	內關(내관) PC06	頭臨泣(두임읍) GB15	
	內庭(내정) ST44		

ㅅ	手三里(수삼리) LI10	梁門(양문) ST21	幽門(유문) KI21
	手五里(수오리) LI13	陽白(양백) GB14	乳中(유중) ST17
四瀆(사독) TE09	水泉(수천) KI05	陽輔(양보) GB38	齦交(은교) GV28
四滿(사만) KI14	膝關(슬관) LR07	陽池(양지) TE04	殷門(은문) BL37
四白(사백) ST02	膝陽關(슬양관) GB33	魚際(어제) LU10	隱白(은백) SP01
絲竹空(사죽공) TE23	承光(승광) BL06	蠡溝(여구) LR05	陰谷(음곡) KI10
三間(삼간) LI03	承筋(승근) BL56	厲兌(여태) ST45	陰交(음교) CV07
三陽絡(삼양락) TE08	承靈(승령) GB18	然谷(연곡) KI02	陰郄(음극) HT06
三陰交(삼음교) SP06	承滿(승만) ST20	淵腋(연액) GB22	陰都(음도) KI19
三焦俞(삼초수) BL22	承扶(승부) BL36	列缺(열결) LU07	陰廉(음렴) LR11
上巨虛(상거허) ST37	承山(승산) BL57	廉泉(염천) CV23	陰陵泉(음릉천) SP09
商曲(상곡) KI17	承泣(승읍) ST01	靈臺(영대) GV10	陰市(음시) ST33
上關(상관) GB03	承漿(승장) CV24	靈道(영도) HT04	陰包(음포) LR09
商丘(상구) SP05	食竇(식두) SP17	迎香(영향) LI20	膺窓(응창) ST16
上廉(상렴) LI09	神闕(신궐) CV08	靈墟(영허) KI24	意舍(의사) BL49
上髎(상료) BL31	神堂(신당) BL44	翳風(예풍) TE17	譩譆(의희) BL45
上星(상성) GV23	神道(신도) GV11	五處(오처) BL05	二間(이간) LI02
商陽(상양) LI01	申脈(신맥) BL62	五樞(오추) GB27	耳門(이문) TE21
上脘(상완) CV13	神門(신문) HT07	玉堂(옥당) CV18	人迎(인영) ST09
石關(석관) KI18	神封(신봉) KI23	屋翳(옥예) ST15	日月(일월) GB24
石門(석문) CV05	腎俞(신수) BL23	玉枕(옥침) BL09	
璇璣(선기) CV21	神藏(신장) KI25	溫溜(온류) LI07	**ㅈ**
消濼(소락) TE12	神庭(신정) GV24	腕骨(완골) SI04	
素髎(소료) GV25	身柱(신주) GV12	完骨(완골) GB12	紫宮(자궁) CV19
少府(소부) HT8	顖會(신회) GV22	外關(외관) TE05	長强(장강) GV01
少商(소상) LU11	心俞(심수) BL15	外丘(외구) GB36	章門(장문) LR13
小腸俞(소장수) BL27		外陵(외릉) ST26	前谷(전곡) SI02
少衝(소충) HT09	**ㅇ**	腰俞(요수) GV02	前頂(전정) GV21
少澤(소택) SI01		腰陽關(요양관) GV03	睛明(정명) BL01
少海(소해) HT03	瘂門(아문) GV15	涌泉(용천) KI01	正營(정영) GB17
小海(소해) SI08	液門(액문) TE02	彧中(욱중) KI26	條口(조구) ST38
束骨(속골) BL65	陽綱(양강) BL48	雲門(운문) LU02	照海(조해) KI06
率谷(솔곡) GB08	陽谿(양계) LI05	胃俞(위수) BL21	足竅陰(족규음) GB44
水溝(수구) GV26	陽谷(양곡) SI05	委陽(위양) BL39	足三里(족삼리) ST36
水道(수도) ST28	陽交(양교) GB35	委中(위중) BL40	足五里(족오리) LR10
水突(수돌) ST10	梁丘(양구) ST34	胃倉(위창) BL50	足臨泣(족임읍) GB41
俞府(수부) KI27	養老(양로) SI06	乳根(유근) ST18	足通谷(족통곡) BL66
水分(수분) CV09	陽陵泉(양릉천) GB34	維道(유도) GB28	肘髎(주료) LI12

		◇ ㅎ ◇	◇ 경외기혈 ◇
周榮(주영) SP20	天宗(천종) SI11		
中極(중극) CV03	天柱(천주) BL10		
中都(중도) LR06	天池(천지) PC01	下巨虛(하거허) ST39	胛縫(갑봉)
中瀆(중독) GB32	天窓(천창) SI16	下關(하관) ST07	肩前(견전)
中臀俞(중려수) BL39	天泉(천천) PC02	下廉(하렴) LI08	髖骨(관골)
中膠(중료) BL33	天樞(천추) ST25	下膠(하료) BL34	交儀(교의)
中封(중봉) LR04	天衝(천충) GB09	下脘(하완) CV10	球後(구후)
中府(중부) LU01	輒筋(첩근) GB23	陷谷(함곡) ST43	金津·玉液(금진·옥액)
中脘(중완) CV12	聽宮(청궁) SI19	頷厭(함염) GB04	氣端(기단)
中渚(중저) TE03	淸冷淵(청냉연) TE11	合谷(합곡) LI04	氣門(기문)
中庭(중정) CV16	靑靈(청령) HT02	合陽(합양) BL55	闌門(난문)
中注(중주) KI15	聽會(청회) GB02	解谿(해계) ST41	闌尾(난미)
中樞(중추) GV07	築賓(축빈) KI09	行間(행간) LR02	內踝尖(내과첨)
中衝(중충) PC09	衝門(충문) SP12	懸顱(현로) GB05	內膝眼(내슬안)
支溝(지구) TE06	衝陽(충양) ST42	懸釐(현리) GB06	內迎香(내영향)
地機(지기) SP08		懸鍾(현종) GB39	漏陰(누음)
志室(지실) BL52		懸樞(현추) GV05	膽囊(담낭)
至陽(지양) GV09	◇ E ◇	血海(혈해) SP10	當陽(당양)
地五會(지오회) GB42	太谿(태계) KI03	頰車(협거) ST06	大骨空(대골공)
至陰(지음) BL67	兌端(태단) GV27	俠谿(협계) GB43	獨陰(독음)
支正(지정) SI07	太白(태백) SP03	俠白(협백) LU04	明堂(명당)
地倉(지창) ST04	太淵(태연) LU09	魂門(혼문) BL47	旁廷(방정)
秩邊(질변) BL54	太乙(태을) ST23	華蓋(화개) CV20	百勞(백로)
	太衝(태충) LR03	禾膠(화료) LI19	百蟲窠(백충과)→百蟲窩
	通里(통리) HT05	和膠(화료) TE22	百蟲窩(백충와)
◇ ㅊ ◇	通天(통천) BL07	環跳(환도) GB30	痞根(비근)
次膠(차료) BL32		滑肉門(활육문) ST24	四縫(사봉)
攢竹(찬죽) BL02	◇ ㅍ ◇	肓門(황문) BL51	四神聰(사신총)
脊中(척중) GV06	偏歷(편력) LI06	肓俞(황수) KI16	三角灸(삼각구)
尺澤(척택) LU05	肺俞(폐수) BL13	會陽(회양) BL35	上迎香(상영향)
天谿(천계) SP18	胞肓(포황) BL53	會陰(회음) CV01	小骨空(소골공)
天突(천돌) CV22	豊隆(풍륭) ST40	會宗(회종) TE07	膝眼(슬안)
天膠(천료) TE15	風門(풍문) BL12	橫骨(횡골) KI11	神聰(신총)→四神聰
天府(천부) LU03	風府(풍부) GV16	後谿(후계) SI03	十宣(십선)
天容(천용) SI17	風市(풍시) GB31	後頂(후정) GV19	十七椎(십칠추)
天牖(천유) TE16	風池(풍지) GB20	胸鄕(흉향) SP19	安眠(안면)
天鼎(천정) LI17			魚腰(어요)
天井(천정) TE10			榮池(영지)

翳明(예명)	陰陽(음양)	中魁(중괴)	胞門·子戶(포문·자호)
五處(오처)	二白(이백)	中泉(중천)	下極俞(하극수)
外踝尖(외과첨)	耳尖(이첨)	直骨(직골)	下腰(하요)
外勞宮(외노궁)	印堂(인당)	聚泉(취천)	鶴頂(학정)
腰奇(요기)	子宮(자궁)	奪命(탈명)	海泉(해천)
腰眼(요안)	長谷(장곡)	太陽(태양)	血郄(혈극)→百蟲窩
腰宜(요의)	腸遶(장요)	通關(통관)	夾脊(협척)
腰痛點(요통점)	精宮(정궁)	通理(통리)	環岡(환강)
龍玄(용현)	定喘(정천)	八邪(팔사)	迴氣(회기)
胃脘下俞(위완하수)	提托(제탁)	八關(팔관)→八邪	
陰獨(음독)	肘尖(주첨)	八風(팔풍)	

用語說明(용어설명)

1. 방 위

- 근위부(Proximal), 가까운 쪽 : 체간 쪽
- 원위부(Distal), 먼 쪽 : 손·발끝 쪽
- 내측(Medial), 안 쪽 : 몸 정중선 쪽
- 외측(Lateral), 바깥쪽 : 몸 바깥쪽
- 척측(Ulnar), 자 쪽 : 척골 쪽,
  새끼손가락 쪽
- 요측(Radial), 노 쪽 : 요골 쪽,
  엄지손가락 쪽

2. 척 추

- 경추(Cervical v.) : 목뼈
- 흉추(Thoracic v.) : 등뼈
- 요추(Lumbar v.) : 허리뼈
- 천추(Sacral v.) : 엉치뼈
- 미추(Coccygeal v.) : 꼬리뼈

3. 기타 해부학 용어

- 가자미근(Soleus)
- 갑상연골(Thyroid cartilate) : 방패연골
- 검상돌기(Xiphoid proc. of sternum)
  : 칼돌기
- 견갑극(Spine of scapula) : 어깨뼈가시

- 견갑상각(Sup. angle of the scapula)
  : 어깨뼈위각
- 견갑하각(Inf. angle of scapula)
  : 어깨뼈아래각
- 견봉(Acromion) : 봉우리
- 견봉각(Acromion angle) : 봉우리각
- 경골(Tibia) : 정강뼈
- 경골내관절융기(Medial condyle of tibia)
  : 정강뼈안쪽관절융기
- 관골궁(Zygomatic arch) : 광대활
- 관자발제
- 극돌기(Spinous proc.) : 가시돌기
- 내측광근(Vastus medialis) : 안쪽넓은근
- 대퇴대전자(Greater trochanter of femur)
  : 넙다리뼈큰돌기
- 대퇴동맥(Femoral a.) : 넙다리동맥
- 대퇴이두근(Biceps femoris)
  : 넙다리 두갈래근
- 두개골(Skull) : 머리뼈
- 두상골(Pisiform) : 콩알뼈
- 둔횡문 : 볼기주름
- 박근(Gracilis) : 두덩정강근
- 반건양근(Semitendinosus) : 반힘줄근

- 반건양근건(Tendon of Semitendinosus)
  : 반힘줄근힘줄
- 반막양근(Semimembranosus) : 반막근
- 반막양근건(Tendon of Semimembranosus)
  : 반막근힘줄
- 봉공근(Sartorius) : 넙다리빗근
- 비골(Fibula) : 종아리뼈
- 비골두(Head of fibula) : 종아리뼈머리
- 비복근(Gastrocnemius) : 장딴지근
- 삼각골(Triquetrum) : 세모뼈
- 삼각근(Deltoid) : 어깨세모근
- 상순소대(Frenulum of uipper lip)
  : 윗입술주름띠
- 상완골내측상과(Medial epocondyle
  of humerus) : 위팔뼈안쪽위관절융기
- 상완요골근(Brachioradialis)
  : 위팔노근
- 상완이두근(Biceps brachii)
  : 위팔두갈래근
- 상완이두근건(Tendon of biceps bracii)
  : 위팔두갈래근힘줄
- 상완이두근건막(Bicepital aponeurosis)
  : 두갈래근널힘줄
- 설상골(Cuneiform) : 쐐기뼈
- 쇄골(Clavicle) : 빗장뼈
- 수근골(Carpal b.) : 손목뼈

- 수지간관절(Interphalangeal joint)
  : 손가락뼈사이관절
- 수지골(Phalangeal b.) : 손가락뼈
- 수지골체(Body of phalangeal b.)
  : 손가락뼈몸통
- 수지신근(Tendon of ext. digitorum longus)
  : 손가락폄근힘줄
- 슬개골상외각(Sup. lat. angle of patella)
- 슬개골상내각(Sup. med. angle of patella)
- 슬개인대(Patellar lig.) : 무릎인대
- 슬개저(Base of patella) : 무릎뼈바닥
- 슬와횡문 : 오금주름
- 승모근(Trapezius) : 등세모근
- 아킬레스건(종골건)(Calcaneal tendon)
  : 발꿈치힘줄
- 안와(Orbit) : 눈확
- 액와(Axillary fossa) : 겨드랑이
- 액와동맥(Axillary a.) : 겨드랑이동맥
- 완횡문 : 손목주름
- 요골(Radius) : 노뼈
- 요골동맥(Radial a.)
- 유구골(Hamate) : 갈고리뼈
- 유양돌기(Mastoid proc.) : 꼭지돌기
- 윤상연골(Cricoid cartilage) : 반지연골
- 이주(Tragus) : 귀구슬
- 이첨(Auricular apex) : 귓바퀴끝

- 장내전근(Adductor longus) : 긴모음근
- 장무지신근건(Extensor hallucis longus)
  : 긴엄지폄근
- 장족지신근건(Extgensor digitorum
  longus) : 긴발가락폄근
- 적백육제
- 전경골근(Tibialis ant.) : 앞정강근
- 족근골(Tarsal b.) : 발목뼈
- 족배동맥(Dorsalis pedis artery) : 발등동맥
- 족완횡문 : 발목주름
- 족지간관절(Interphalangeal joint)
  : 발가락뼈 사이관절
- 족지골(Phalangeal b.) : 발가락뼈
- 족지골체(Body of phalangeal b.)
  : 발가락뼈 몸통
- 종골(Calcaneus) : 발꿈치뼈
- 주두(Olecranon) : 팔꿈치머리
- 주상골조면(Tuberosity of Navicular b.)
  : 발배뼈거친면
- 주횡문 : 팔꿈치주름
- 중수골(Metacarpal b.) : 손허리뼈
- 중수수지관절(Metacarpophalangeal joint)
  : 손허리손가락관절
- 중족골(Metatarsal b.) : 발허리뼈
- 중족족지관절(Metatarsophalangeal joint)
  : 발허리발가락관절

- 척골(Ulna) : 자뼈
- 척골경상돌기(Styloid proc. of ulna)
  : 자뼈붓돌기
- 척측수근굴근(Tendon of flexor carpi
  ulnaris) : 자쪽손목굽힘근
- 척측수근굴근건(Tendon of flexor carpi
  ulnaris) : 자쪽손목굽힘근힘줄
- 천골열공(Sacral hiatus) : 엉치뼈틈새
- 천측두동맥(Superficial temporal a.)
  : 얕은관자동맥
- 치골결합(Pubic symphysis) : 두덩결합
- 하악각(Mandibular angle) : 턱뼈각
- 후두융기(Occipital protuberance)
  : 뒤통수융기
- 흉골(Sternum) : 복장뼈
- 흉골검상관절(Xiphisternal joint)
  : 복장칼관절
- 흉골병(Manubriumof sternum)
  : 복장뼈자루
- 흉골상와(Suprasternal fossa)
  : 복장위오목
- 흉골체(Body of sternum) : 복장뼈몸통

- ASIS(Ant. sup. iliac spine)
  : 전상장골극, 위앞엉덩뼈가시
- Coracoid process : 오훼돌기, 부리돌기

- Facial a. : 안면동맥, 얼굴동맥
- Humerus : 상완골, 위팔뼈
- Iliotibial tract
  : 장경인대, 엉덩정강근막띠
- Infraclavicular fossa
  : 쇄골하와, 빗장아래오목
- Infraorbital foramen
  :안와하공, 눈확아래구멍
- Lateral epicondyle of femur
  : 대퇴골외측상과, 넙다리뼈가쪽위관절융기
- Lateral epicondyle of humerus
  : 상완골외측상과, 위팔뼈가쪽위관절융기
- Mandibular condyle
  : 하악과, 아래턱뼈관절융기
- Masseter : 교근, 깨물근
- Mentolabial sulcus
  : 이순구, 턱끝입술고랑
- Nasal concha : 비갑개, 코선반
- Occipital b. : 후두골, 뒤통수뼈
- Sacral hiatus : 천골열공, 엉치뼈틈새
- SCM(Sternocleidomastoid)
  : 흉쇄유돌근, 목빗근
- Supraclavicular fossa
  : 쇄골상와, 빗장위오목
- Tendon of abductor pollicis longus
  : 장무지외전근건, 긴엄지벌림근힘줄

- Tendon of extensor pollicis brevis
  : 단무지신근건, 짧은엄지폄근힘줄
- Tendon of extensor pollicis longus
  : 장무지신근건, 긴엄지폄근힘줄
- Tendon of flexor carpi radialis
  : 요측수근굴근건, 노쪽손목굽힘근힘줄
- Tendon of palmaris longus
  : 장장근건, 긴손바닥근힘줄
- Tibial tuberosity
  : 경골조면, 정강뼈거친면
- Tibialis ant. : 전경골근, 앞정강근
- Tuberosity of 5th metatarsal b.
  : 제5중족골조면, 다섯째발허리뼈거친면

참고문헌

- 『原本 東醫寶鑑』, 남산당

- 『對譯 東醫寶鑑』, 동의보감출판사

- 『大學經絡經穴學』, 의방출판사

- 『鍼灸大成』, 행림출판사

- 『扁鵲神應鍼灸玉龍經(四庫全書)』, 일중사

- 『注解補注 黃帝內經 靈樞』, 醫聖堂

- 『鍼灸經外奇穴圖譜』, 陝西人民出版社

- 『舍岩道人鍼灸要訣』, 杏林書院

- 『鍼灸醫學』, 集文堂, 2014

- 『표면해부학』, 한미의학

- 『Sobotta 원색인체해부학』, 신흥메드싸이언스

- Wikipedia(http://www.wikipedia.org)

- 『WHO Standard Acupuncture Point Locations』, WHO, 2009